Andrea Erdélyi / Birgit Hennig / Barbara Klaus-Karwisch / Susanne Mischo / Gabriela Schlünz

Oldenburger Inventar für Unterstützte Kommunikation

–

OLI für UK

Handreichung und Inventar

*Andrea Erdélyi / Birgit Hennig / Barbara Klaus-Karwisch /
Susanne Mischo / Gabriela Schlünz*

Oldenburger Inventar für Unterstützte Kommunikation
–
OLI für UK

Handreichung und Inventar

verlag modernes lernen

Unser Buch-Shop im Internet
www.verlag-modernes-lernen.de

Externe Links

Der Verlag weist ausdrücklich darauf hin, dass eventuell im Text enthaltene externe Links vom Verlag nur bis zum Zeitpunkt der Buchveröffentlichung eingesehen werden konnten. Auf spätere Veränderungen hat der Verlag keinerlei Einfluss. Eine Haftung des Verlages ist daher ausgeschlossen.

Folgen Sie uns auf

Gesamtherstellung in Deutschland: Löer Druck GmbH, Dortmund

Coverfoto: © Sascha Bergmann – stock.adobe.com

Bestell-Nr. 3662

ISBN 978-3-8080-0914-7

Inhalt

Teil I: Handreichung

Teil II: Inventar

Teil I:
Handreichung

1. Vorwort

Es war einmal... so könnte man beginnen, um die Entstehungsgeschichte des Oldenburger Inventars für Unterstützte Kommunikation (OLI für UK) zu beschreiben, die sich über mehrere Jahre erstreckte. Neben dem Anlass zur Entwicklung möchten wir Ihnen vorweg kurz berichten, was hier in Ihren Händen liegt, warum es entwickelt wurde und wozu es nützt.

Was war der Anlass?
Mit dem Aufbau der Beratungsstelle für Unterstützte Kommunikation an der Carl von Ossietzky Universität Oldenburg 2008 war klar, dass die Basis einer guten Beratung und Förderung stets eine gute Anamnese und Diagnostik ist. Wir sammelten, was zur damaligen Zeit an diagnostischen Hilfen zur Verfügung stand, merkten aber bald, dass die Beratungssuchenden sich offenbar doch zum Teil von jenen unterschieden, für die bis dahin diagnostische Hilfen und Inventare in Deutschland veröffentlicht wurden und wir mehr oder andere Anamnesefragen, Beobachtungsaspekte und diagnostische Hinweise benötigten.
Während die Diagnostik zur Unterstützung der Kommunikation anfangs in Deutschland vorrangig auf Menschen mit überwiegend motorischen Beeinträchtigungen ausgerichtet war, richtete sich unser Fokus vorrangig auf Menschen mit geistigen Beeinträchtigungen bis hin zu schwersten, mehrfachen bzw. komplexen Beeinträchtigungen sowie auf Menschen mit erworbenen Kommunikationsbeeinträchtigungen im Erwachsenenalter. Mit der Zeit kamen auch immer mehr Beratungsanfragen für Menschen mit Autismus-Spektrum-Störungen hinzu. Aufgrund der geographischen Lage und unserer ersten Erhebung 2008 (Erdélyi 2010a) wurde deutlich, dass wir als einzige Beratungsstelle für Unterstützte Kommunikation im Nordwesten ein deutlich breiteres Spektrum abzudecken haben und letztlich alle Menschen mit komplexen Kommunikationsbeeinträchtigungen vor Augen haben müssen. Also begannen wir die vorhandenen diagnostischen Hilfen zu ergänzen.
Ein zweiter Anlass ergab sich aus unserem Anliegen, Forschung, Lehre und Praxis eng miteinander zu verknüpfen. So bezogen wir auch Studierende der Sonderpädagogik und bislang in Unterstützter Kommunikation (UK) wenig erfahrende Kolleginnen und Kollegen aus der Praxis in den Beratungsprozess mit ein. Dabei zeigte sich, dass Vorlagen für eine allumfassende Dokumentation des gesamten Beratungs- und Förderprozesses sehr hilfreich sind. Zudem sollten die Vorlagen auch von Personen genutzt werden können, die noch nicht über langjährige Erfahrung in der UK-Beratung und -Förderung verfügen. Dementsprechend erweiterten und differenzierten wir die bislang bestehenden Vorlagen.

Wie entwickelte sich der OLI für UK?
Zu Beginn unserer Beratungstätigkeit arbeiteten wir vorrangig mit

- den „Fragen zu kommunikativen Verhaltensweisen" und dem „Fragebogen zur Unterstützten Kommunikation" aus „Praxis Unterstützte Kommunikation" (1994) sowie dem „Diagnosebogen zur Abklärung kommunikativer Fähigkeiten" (2008) von Ursi Kristen,
- dem „Manual Soziale Netzwerke" von Sarah W. Blackstone und Mary Hunt Berg in der Übersetzung von Susanne Wachsmuth (2006),
- der „Diagnostik und Beratung in der Unterstützten Kommunikation" von Jens Boenisch und Stefanie Sachse (2007) und
- den Hinweisen zur „Diagnostik von Kognition und Kommunikation" von Gudrun Kane (2008).

Mit jeweiligem Erscheinen griffen wir später auch auf das Poster von Irene Leber „Kommunikation einschätzen und unterstützen" (2009) und die Hilfen zur Einschätzung der „Zielgruppen Unterstützter Kommunikation" von Bärbel Weid-Goldschmidt (2013) zurück. Die Vielzahl der verschiedenen Materialien war jedoch wenig handlich und in manchen Situationen nicht spezifisch genug. So überlegten wir, die Diagnosebögen von Boenisch und Sachse als Vorlage für eine Überarbeitung zu nutzen. Wir sind sehr dankbar, dass Jens Boenisch und Stefanie Sachse uns diese Vorlage zur Weiterentwicklung für die oben umschriebenen Personengruppen zur Verfügung stellten.
Über mehrere Jahre überarbeiteten wir die Vorlage mehrfach und evaluierten sie im Team, zahlreiche Bachelor- und Masterarbeiten wurden von Studierenden der Sonderpädagogik in Oldenburg hierzu geschrieben. Sina Gand und Maike Osterburg entwickelten 2013 in ihrer Masterarbeit eine erste graphische Systematik, um ausgehend vom OLI für UK rasch zu einer Förderplanung zu kommen. Carolin Lindenau griff diese Systematik in ihrer Masterarbeit 2014 auf, bearbeitete sie mit Unterstützung von Birgit Hennig weiter und entwickelte für die verschiedenen möglichen Förderempfehlungen Tool-Kits, die den Bezugspersonen im Rahmen der Beratung direkt an die Hand gereicht werden können. Ein Dank gilt an sie alle.

Was liegt hier vor und wozu?
Wir sind sehr froh, Ihnen hiermit das „Oldenburger Inventar für Unterstützte Kommunikation" zur Verfügung stellen zu können. Es ermöglicht in Anlehnung an das Partizipationsmodell nach Beukelman und Mirenda (2013) (vgl. auch Beukelman / Light 2020) und die sozialen Netzwerke von Blackstone und Hunt Berg (2006) sowie unter Einbezug der beeinträchtigten Person, familiären und professionellen Bezugspersonen eine systematische Anamnese, Beobachtung und explorative Diagnostik, Entwicklung von Förderempfehlungen und Evaluation, aus der wiederum eine weiterführende Anamnese, Beobachtung, Diagnostik usw. folgen kann.

Entsprechend der Zielgruppen nach Weid-Goldschmidt (2013) waren wir mit der Entwicklung des OLI für UK bemüht alle vier Zielgruppen abzudecken und damit gerade auch für Menschen mit (schweren) geistigen Beeinträchtigungen eine systematische Anamnese, Beobachtung und Diagnostik sowie Förderplanung und Evaluation zu ermöglichen. Wir wollen die bereits vorhandenen diagnostischen Materialien damit ergänzen, so dass die Auswahl für die diagnostizierenden, beratenden und fördernden Personen je nach Zielperson und Fragestellung erweitert wird.
Der OLI für UK kann sowohl für die diagnosegeleitete Förderplanung in Institutionen wie Kindertagesstätte, Schule, Wohneinrichtung oder Werkstatt genutzt werden als auch in der UK-Beratung.
Der Umfang des Materials möge Sie nicht überraschen. Je nach Fragestellung und Zielperson werden Sie nicht alle Kapitel in voller Länge benötigen, sondern können individuell einzelne relevante Funktionsbereiche auswählen oder die Befragung und Beobachtung zu einem Funktionsbereich abbrechen, sobald an einer bestimmten Stelle deutlich wird, dass bestimmte Fähigkeiten noch nicht beobachtet werden können. So bleibt das Vorgehen effektiv, zielführend und an der jeweiligen Lebenssituation der Person orientiert.
In der Handreichung bemühten wir uns, uns auf relevante Aspekte zur Nutzung des OLI für UK zu beschränken, da Boenisch und Sachse (2007) bereits wichtige grundlegende Informationen zur Diagnostik und Beratung in der Unterstützten Kommunikation ausführlich behandelt haben. Auch liegen ausreichend hilfreiche Publikationen hierzu mit Grundlagenwerken (z. B. von Tetzchner / Martinsen 2013; Lage 2006), Fachartikeln und Sammlungen (z. B. von loeper / Gesellschaft für Unterstützte Kommunikation 2017 (Hrsg.): Handbuch für Unterstützte Kommunikation) sowie einem umfassenden Kompendium (Boenisch / Sachse 2020) zur Verfügung.
Beim Aufbau der Handreichung hatten wir stets den gesamten Prozess vor Augen, gehen aber von Kapitel zu Kapitel immer differenzierter auf die Schritte und Vorlagen ein.

Einige Begrifflichkeiten und Abkürzungen

Zuletzt noch einige kurze Hinweise zum Sprachgebrauch:

OLI für UK: Auch wenn es sich um DAS „Oldenburger Inventar für Unterstützte Kommunikation", kurz „OLI für UK" handelt, hat sich im Laufe der Jahre umgangssprachlich ergeben, dass das Inventar meist DER „OLI für UK" genannt wird. Dieser Gewohnheit wollen wir entsprechen.
Die Bezeichnung „OLI für UK" wird sowohl für das gesamte Instrumentarium verwendet als auch explizit für den Kernbereich, den Anamnese- und Beobachtungsbogen.

CCN: Als Zielpersonen betrachten wir in Anlehnung an die aktuelle Nomenklatur aus dem angloamerikanischen Raum Personen mit „complex communication needs", zu Deutsch Personen mit „komplexem Hilfebedarf in der Kommunikation", in der Handreichung abgekürzt mit CCN.

Person: In der Handreichung und im Inventar sprechen wir durchgängig kurz von „Person", damit ist stets die Person mit CCN gemeint.

Umfeld: Mit „Umfeld" ist das soziale Umfeld der Kommunikationspartner gemeint. Dies können z. B. Familienangehörige (Eltern, Geschwister usw.) sein, aber auch andere gesetzliche Vertreter, Lehrer, Therapeuten, Bekannte, Freunde oder fremde Personen. Diese Begriffe werden hier nicht als geschlechtsspezifische Personenbezeichnung, sondern als Funktionsbezeichnung genderneutral verwendet.

So, und nun viel Spaß und Erfolg mit dem OLI für UK!

Oldenburg, im September 2021

Andrea Erdélyi
Birgit Hennig
Barbara Klaus-Karwisch
Susanne Mischo
Gabriela Schlünz

2. Zielsetzung und allgemeine Hinweise

Das Oldenburger Inventar für UK ist im Kern ein umfangreicher Fragebogen, mit dessen Hilfe differenziert ermittelt werden soll, welche Körperfunktionen und Aktivitäten eine Person zeigt (vgl. ICF nach DIMDI 2005). Diese beziehen sich nicht nur auf die Kommunikation im engeren Sinne, sondern auch auf alle damit in Wechselwirkung stehenden Funktionen (Fröhlich / Haupt 1982, 2004; Fröhlich / Simon 2008; Fröhlich 2015; Mohr et al. 2019). Gleichzeitig wird damit erhoben, welche Fragen in der explorativen Diagnostik noch zu klären sind und wie eine optimale Versorgung mit Mitteln der UK aussehen kann. Die Durchführung und Interpretation setzt Fachkenntnisse zur Entwicklungspsychologie, zur Diagnostik und zu Grundlagen der Unterstützten Kommunikation voraus. Wertvolle Hinweise, wie die Ergebnisse zu interpretieren sind und auf welche Weise die zu diagnostizierende Person in optimaler Weise zu unterstützen ist, findet man z. B. bei Weid-Goldschmidt (2013).

Der Kernbereich des OLI für UK ist also vor allem die Grundlage für das Erhebungsgespräch. Aus den Fragen, die in diesem nicht beantwortet werden können, bzw. aus den Ergebnissen der Fragen werden die Aspekte abgeleitet, die in der explorativen Diagnostik geprüft werden sollen. Auch hierfür gibt es im Gesamtpaket des OLI für UK entsprechende Vorlagen.

Vor dem Erhebungsgespräch ist zu klären, welcher Fragestellung in der Beratung nachgegangen werden soll. Auf diese Weise kann falschen Erwartungen entgegengewirkt werden. So sollte im Vorfeld geklärt werden, ob es um eine allgemeine Fragestellung geht, wie z. B. „wie können die kommunikativen Möglichkeiten der Person verbessert werden", oder ob eine gezielte Fragestellung besteht z. B. zur Optimierung der Gebärden- oder Talkernutzung.

Hierbei wird zuweilen bereits deutlich, ob das zu beratende Umfeld über eher wenige oder umfassendere Kenntnisse und Erfahrungen zur UK verfügt, was sich auf die Fragestellung und auf die Ausführlichkeit der Förderempfehlung auswirkt.

Die Fragestellung und die Rahmenbedingungen haben auch Auswirkungen darauf, welche Fragen aus dem gesamten Fragenkatalog bearbeitet werden müssen. So ist es z. B. bei einem Kind ohne körperlich-motorische Auffälligkeiten in der Regel nicht notwendig, die Fragen zum Bereich Motorik zu beantworten.

Bearbeitet man den Fragebogen komplett, sind dafür etwa 1 ½ Stunden einzuplanen. Man mag einräumen, dass dies viel Zeit ist, die hier benötigt wird. Es hat sich aber in der Praxis erwiesen, dass dies ein angemessener und gut investierter Zeitaufwand ist, der zu zuverlässigen Ergebnissen und einer effektiven Versorgung und Förderung führt.

Die Quellen zu theoretischen Grundlagen bei der Entwicklung der Fragen des Fragebogens werden zur besseren Handhabbarkeit in der Regel nicht im Fragebogen selbst, sondern in der Handreichung genannt.

3. Die Beratungspraxis

3.1 OLI für UK – Die Praxisanwendung

Diagnostik in der Unterstützten Kommunikation ist nach der Typisierung von Kobi (1999) dem Bereich der Förderdiagnostik zuzuordnen. Mit dem Ziel, die Kommunikation individuell zu fördern und damit Partizipation zu unterstützen (Beukelman / Mirenda 2013; Beukelman / Light 2020), betritt man einen fortwährenden Zyklus aus Diagnostik und Beratung, Förderung und Evaluation, wie es in der Förderdiagnostik üblich ist (Popp / Melzer / Methner 2017; Bundschuh 2007).

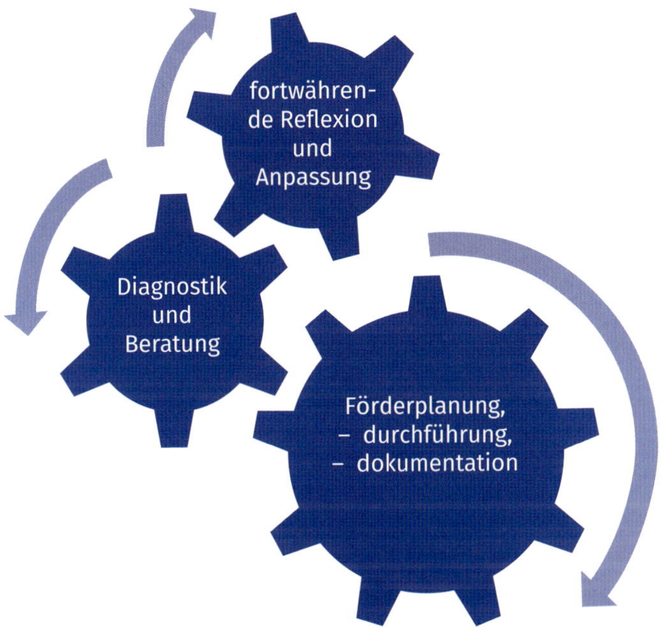

Abb. 1: Diagnose- und Beratungszyklus in der Unterstützten Kommunikation

Schon Boenisch und Sachse (2007) haben darauf verwiesen, dass Diagnostik in der Unterstützten Kommunikation eng mit dem Aspekt der Beratung verbunden ist und beide Elemente eine untrennbare Einheit bilden. Im Weiteren wird daher hier von Beratung gesprochen. Dies schließt nicht aus, den OLI für UK auch direkt im täglichen Umfeld einzusetzen.

Für den diagnostischen Prozess der Unterstützten Kommunikation bilden befragende und beobachtende Verfahren den Mittelpunkt. Standardisierte Testverfahren können sinnvoll ergänzend eingesetzt werden. UK-spezifische standardisierte Testverfahren stehen kaum zur Verfügung (Erdélyi / Mischo 2015). Vorhandene standardisierte Testverfahren angrenzender Fachbereiche (wie z. B. von Otto / Wimmer 2008 für den Bereich der Sprachtherapie aufgearbeitet) müssen an die Kompetenzen der Zielgruppe angepasst und entsprechend adaptiert werden (Otto / Wimmer 2008). Ein für den Bereich der Unterstützten Kommunikation spezifisches teilstandardisiertes Testverfahren kann im Test of Aided-Communication Symbol Performance (TASP) (Bruno 2003, dt. Übersetzung Hansen 2009) gesehen werden. Standardisierte Testverfahren sind erfahrungsgemäß erst für die Zielgruppen 3 und 4 nach Weid-Goldschmidt (2013) relevant, vereinzelt in Gruppe 2 anwendbar (Weid-Goldschmidt 2013). Liegen die Kompetenzen einer Person im Bereich der frühen Kommunikation – vergleichbar mit den Zielgruppen 1 und 2 nach Weid-Goldschmidt (2013) – bleiben die Befragung des Umfeldes und gezielte Beobachtungen der Person die primären Informationsquellen zur Diagnostik (Weid-Goldschmidt 2013).

Die Stolpersteine, die mit diesen diagnostischen Methoden verbunden sind, sollten jeder beratenden Person im Kontext der Unterstützten Kommunikation bewusst sein. So müssen sich diagnostisch tätige Personen stets ihrer Subjektivität bewusst sein und sich darüber im Klaren sein, dass die erhaltenen Ergebnisse abhängig von Raum und Zeit sind. Es können lediglich kontextspezifische Aussagen zum Beratungszeitpunkt getätigt werden (Achilles 2008).

Umso wichtiger ist es, von Beginn an das Umfeld der Person intensiv in den Beratungszyklus mit einzubeziehen. Dies hat nicht nur für den Beratungsprozess, sondern auch für eine sich anschließende erfolgreiche Intervention und Evaluation grundlegende Bedeutung. Daher finden Beratungsprozesse in der Unterstützten Kommunikation in der Regel als Gruppen- oder Teamberatungen statt (Beukelman / Mirenda 2013; Beukelman / Light 2020; Boenisch / Sachse 2007).

Der OLI für UK bietet die Möglichkeit, mit einer spezifischen Fragestellung in den Beratungszyklus einzutreten und diesen fortwährend zu begleiten. Für eine personenorientierte Beratung hinsichtlich adäquater Mittel und Methoden der Unterstützten Kommunikation, die auch vom Umfeld als sinnvoll erachtet werden, ist ein mehrstufiger Beratungsprozess, bestehend aus förderdiagnostischem Gespräch, explorativer Diagnostik und Planungsgespräch sinnvoll.

Für die Beratung im Bereich der Unterstützten Kommunikation steht oft nur ein Termin zum förderdiagnostischen Gespräch und zur Erprobung möglicher Kommunikationshilfen zur Verfügung (z. B. Boenisch / Sachse 2007). Während der Entwicklung und Evaluation des OLI für UK hat sich für die Zielgruppe der Menschen mit (schweren) geistigen Beeinträchtigungen und Kommunikationsbeeinträchtigungen jedoch nachfolgend beschriebener Ablauf bewährt. Der Beratungsablauf ist orientiert am professionellen Setting einer offenen und überregionalen Beratungsstelle, wie sie an der Carl von Ossietzky Universität Oldenburg besteht. Der Beratungsprozess dort findet in dafür vorgesehenen Räumlichkeiten mit entsprechender sächlicher Ausstattung, innerhalb einer zeitlich vorgegebenen Struktur und auf der Basis eines konkret methodischen Vorgehens, wie in der Beratungspraxis üblich, statt (Nußbeck 2019). Unabhängig davon kann der OLI für UK auch in informellen Settings oder im Rahmen der täglichen Vor-Ort-Praxis eingesetzt werden. Jedoch ist auch hierfür ein zeitlicher Rahmen im Sinne des folgenden mehrstufigen Prozesses notwendig.

3.2 Schritte im Vorfeld vor dem Beratungstermin

Bei einer externen Beratungsanfrage erfolgt zunächst in der Regel eine **telefonische oder digitale Kontaktaufnahme** durch eine ratsuchende Bezugsperson (z. B. Familienmitglied, gesetzliche Vertretung, bezahlte Helfer wie Lehrperson, Mitarbeiter aus dem Wohn-, Arbeitsumfeld oder rehabilitativem Umfeld, Therapeut). In diesem Telefonat wird das Anliegen der Bezugsperson erfragt und die Passung eines Beratungsprozesses im Bereich der Unterstützten Kommunikation abgeklärt. Bereits dieser Erstkontakt ist wichtig für ein vertrauensvolles Verhältnis zwischen ratsuchender Person und Beratungsteam (Nußbeck 2019).

Nach diesem Erstkontakt erfolgt das Versenden der **Erstinformation** (S. 77–79) an die kontaktaufnehmende Bezugsperson. Mit der Erstinformation werden erste Daten zur Person erfasst ebenso wie kurze Stichpunkte zu Anliegen, Vorerfahrungen mit Unterstützter Kommunikation, Kommunikationswegen und Interessen der Person. Außerdem werden die Termine zum Beratungsprozess bestätigt, die Anfahrtsbeschreibung zur Beratungsstelle übersendet und aktuelle Berichte (z. B. Zeugnis, Entwicklungsbericht, Bericht der Logopädie, u. ä.) zur Person erbeten. Die Erstinformation dient der Vorbereitung des förderdiagnostischen Gesprächs und wird somit vor diesem an die Beratungsstelle zurückgesendet.
Der kommende Beratungsablauf besteht aus drei Terminen mit jeweils einer Dauer von ca. ein bis zwei Zeitstunden. Mit entsprechend vereinbartem Zeitabstand folgt später ein Evaluationsgespräch.

3.3 Beratungsablauf

1. Förderdiagnostisches Gespräch

Ziel: Das förderdiagnostische Gespräch dient dazu, eine vertrauensvolle Basis für den Beratungsprozess zu entwickeln, die Zielvorstellungen und Erwartungen an den Beratungsprozess zu klären und sich ein umfassendes Bild zum Ist-Stand der Person in allen relevanten Entwicklungs- und Lebensbereichen sowie zu den Interessen der Person zu machen (Nußbeck 2019).
Bei einem Beratungsprozess in unbekannten Räumlichkeiten dient dieser Termin zudem dazu, dass sich die Person in einem zwanglosen Rahmen bereits mit den Beratungspersonen und den Räumlichkeiten vertraut macht. Ein erster Eindruck von den Kompetenzen der Person entsteht und es können Vorlieben für angebotene Materialien beobachtet werden, ohne dass bereits Anforderungen an die Person gestellt werden.

Beteiligte: Zum förderdiagnostischen Gespräch werden die Person mit CCN selbst sowie möglichst viele Bezugspersonen aus dem Umfeld der Person eingeladen (Beukelman / Mirenda 2013; Beukelman / Light 2020; Boenisch / Sachse 2007; Blackstone / Hunt Berg 2006). Dies können wie gesagt z. B. Familienangehörige, andere gesetzliche Vertreter, bezahlte Helfer aus unterschiedlichen Lebensbereichen (Lehrer, Therapeuten, Mitarbeiter aus den Lebensbereichen Wohnen, Arbeit, Rehabilitation, Freizeit) oder anderweitig relevante Bezugspersonen sein.
Seitens des Beratungsteams hat es sich als nützlich erwiesen, zu zweit am Gespräch beteiligt zu sein. Hilfreich ist es – so es die Ressourcen zulassen –, wenn eine weitere Beratungsperson (z. B. Praktikant) verfügbar ist, um sich in einem Nebenraum mit der Person mit CCN zu beschäftigen, wenn das Gespräch zu lang oder emotional zu belastend ist. Hierbei können bereits wertvolle Beobachtungen und Informationen zur Person gesammelt werden.

Vorbereitung: Als Gesprächsgrundlage für das förderdiagnostische Gespräch werden die Bögen des OLI für UK (Kernbereiche C) (S. 83 bis S. 117) genutzt. Die Notwendigkeit, auf ein differenziertes, theoriebasiertes und evaluiertes Inventar, wie es der OLI für UK bietet, zurück zu greifen, ergibt sich aus der Verantwortung der diagnostizierenden Personen. Nur wenn ausreichend Theoriekenntnisse zum Beratungsanliegen vorliegen und auf dieser Basis ein differenziertes Bild zum Ist-Stand erhoben wird, kann eine adäquate Einschätzung zur Unterstützung und Förderung gegeben werden (Sautter 2005).
Bereits vorhandene Informationen aus Telefongesprächen, der Erstinformation und ggf. vorliegenden Berichten werden **VOR** dem förderdiagnostischen Gespräch im OLI für UK vermerkt. Nicht relevante Fragen werden gestrichen. Außerdem werden die Rahmenbedingungen geklärt: Im Beratungsteam werden die Rollen der Gesprächsführung und der Mitschrift vereinbart. Die Räumlichkeiten werden so vorbereitet, dass eine ungestörte, angenehme und förderliche Atmosphäre geschaffen wird und der Raum an die Bedürfnisse der Person angepasst wird (Mutzeck 2014).

Durchführung: Alle Beteiligten werden begrüßt und es findet eine kurze Vorstellungsrunde statt. Den Beteiligten wird die voraussichtliche Struktur des Gesprächs als Übersicht (Startseite Kernbereiche C) (S. 83) vorgestellt. Diese verbleibt zur Orientierung auf dem Tisch. Es wird geklärt, ob die Person selbst am Gespräch teilnehmen oder einer alternativen Beschäftigung nachgehen möchte. Das Gespräch wird sodann durch die gesprächsleitende Beratungsperson eröffnet und auf der Grundlage des OLI für UK geführt. Um eine förderliche Atmosphäre aufrecht zu erhalten, gibt die Beratungsperson Impulsfragen zu den einzelnen Themenbereichen des OLI für UK, folgt jedoch sodann den Erzählungen und Ausführungen der Anwesenden. Somit muss der Ablauf des OLI für UK nicht chronologisch eingehalten werden. Die Beratungsperson bleibt stets aufmerksam für notwendige Anpassungen in der Struktur. So können im Rahmen von Erzählungen berichtete Kompetenzen ausschlaggebend sein für das Einbeziehen oder Weglassen kommender Fragen. Bereits an anderer Stelle gegebene Informationen sollten nicht doppelt erfragt werden. Evtl. erscheint lediglich die Bestätigung der schon erfassten Information sinnvoll. Auch zeigt sich die Gesprächsführungskompetenz der Beratungsperson darin, bei unklaren Fragen anschauliche Beispiele geben zu können, alle Anwesenden gleichermaßen einzubeziehen und sich unklare Mitteilungen oder Interpretationen anhand konkreter Beispiele ausführen zu lassen. Eine wertschätzende, empathische, echte und nicht wertende Grundhaltung als Elemente einer personenzentrierten Gesprächsführung sind dabei grundlegend (Kristen 2008; Mutzeck 2014).

Die protokollierende Person bleibt stets aufmerksam für Informationen, die kommende Themen betreffen, und muss ebenso wie die gesprächsführende Person dementsprechend gut in den Bögen orientiert sein.

Sind alle Themenkomplexe des OLI für UK besprochen, werden abschließend noch offene Fragen thematisiert und ein Ausblick auf den nächsten Termin der Exploration gegeben. Bei Bedarf werden Materialien zur Tagesstruktur (S. 134), zur Verhaltensbeobachtung (S. 137) oder zur Vokabularerfassung (S. 136) (Teil III. Ergänzungen) mitgegeben.

Nachbereitung: Im Nachgang des förderdiagnostischen Gesprächs wertet das Beratungsteam alle erhaltenen Informationen aus und bildet Hypothesen für mögliche Kommunikationsunterstützungen, die im Rahmen der explorativen Diagnostik überprüft werden (Nußbeck 2019; Sautter 2005). Die Auswertung und Hypothesenbildung geschieht auf der Basis des eigenen theoretischen Wissens zum Beratungsgegenstand und kann nicht losgelöst davon betrachtet werden. Eine Zusammenfassung der Informationen zu den wesentlichen Themenbereichen erfolgt auf S. 120–121 (Auswertung der Anamnese D) des OLI für UK. Es hat sich als hilfreich erwiesen, eine erste Einschätzung der Person in Anlehnung an die vier Zielgruppen nach Weid-Goldschmidt (2013) vorzunehmen.

2. Explorative Diagnostik

Ziel: Die explorative Diagnostik dient dazu, offene Fragen zu den Kompetenzen der Person beobachtend zu klären, am Entwicklungsstand und den Interessen orientierte mögliche Kommunikationsmittel und -methoden individuell zu erproben und motorische Fähigkeiten zur Ansteuerung zu betrachten. Hierfür kommen sowohl Methoden der informellen Förderdiagnostik als auch Instrumente der formellen Förderdiagnostik (standardisierte und halbstandardisierte Testverfahren) – wo möglich und sinnvoll – zu Einsatz (Sautter 2005). Die informelle Förderdiagnostik zeichnet sich durch gezielte strukturierte Beobachtung im Rahmen von individuell vorbereiteten Interaktionssequenzen aus (Häußler et al. 2020) und eröffnet deutlich erweiterte Beobachtungsmöglichkeiten (Sautter 2005). Im Rahmen der explorativen Diagnostik werden die gebildeten Hypothesen auf diese Weise gefestigt oder verworfen. Eine absolute Sicherheit getätigter Einschätzungen existiert jedoch nie (Sautter 2005). Stets können Beobachtungen auch Beobachtungsfehlern unterliegen und sollten entsprechend vorsichtig interpretiert werden (Breitenbach 2020; Nußbeck 2019).

Beteiligte: Im Mittelpunkt steht die Interaktion mit der Person mit CCN selbst. Eine Bezugsperson kann, wenn nötig, im Raum anwesend sein oder sich im Nebenraum aufhalten. Seitens des Beratungsteams hat es sich auf Grund der Gefahr von Beobachtungsfehlern als nützlich erwiesen, zu zweit an der explorativen Diagnostik beteiligt zu sein und – mit Einverständnis der beobachteten Person und ggf. den gesetzlichen Vertretern – Videoaufnahmen anzufertigen (Häußler et al. 2020).

Vorbereitung: Grundlegend für eine individuelle und kompetenzorientierte explorative Diagnostik ist die Auswertung des förderdiagnostischen Gesprächs. Auf dieser Grundlage werden vom Beratungsteam Hypothesen, offene Fragen und erste Ideen zur Kommunikationsunterstützung gesammelt. Im nächsten Schritt werden für alle offenen Fragen und Hypothesen gezielte Interaktionssequenzen geplant, die an den Kompetenzen, Interessen, Vorlieben und Abneigungen, Vorerfahrungen und dem Lebensalter der Person orientiert sind (Sautter 2005). Wo möglich und individuell sinnvoll, werden ergänzend (halb-)standardisierte Testverfahren eingebunden.
Alle Sequenzen werden hinsichtlich eingesetzter Materialien und Kommunikationshilfen individuell vorbereitet. Zudem werden Variationsmöglichkeiten für jede Interaktionssequenz überlegt, um im Rahmen der explorativen Diagnostik flexibel handeln zu können (Häußler et al. 2020).

- *Offene Fragen zu den Kompetenzen der Person* können beispielsweise die Frage nach Kategorienverständnis, nach Symbolverständnis oder nach Schriftsprachkenntnissen sein. Zu diesen offenen Fragen werden gezielt Interaktionssequenzen vorbereitet, in welchen die Kompetenzen beobachtet werden können. Im Kindesalter sind dies Spielsequenzen mit beliebten Materialien (z. B. Kategorienverständnis: alle Tiere fressen auf der Wiese, alle Autos parken auf dem Parkplatz), im Erwachsenenalter Interaktionssequenzen zu alltagsorientierten Themen (z. B. Kategorienverständnis: alle Waschsachen kommen in den Kulturbeutel, alle Schreibsachen kommen in die Bürokiste) oder zu besonderen Interessen und Hobbies. Auch können spezifische Testverfahren eingesetzt werden, um weitere Informationen zu den Fähigkeiten der Person zu erhalten. Diese müssen ggf. im Vorfeld adaptiert werden.

- *Hypothesen zur Kommunikationsunterstützung* werden ebenfalls in motivierenden Interaktionssequenzen beobachtend überprüft. Auch hierzu werden individuelle Interaktionen vorbereitet, in welche die Erprobung unterschiedlicher Materialien und Methoden miteinfließen. Im Kindesalter können dies beispielsweise Rollenspiele unter Einbezug von elektronischen Hilfsmitteln oder Kommunikationsmappen sein, Ballspiele unter Einbezug von Gebärden oder Murmelbahnspiele unter Einsatz von

PECS sein, um nur einige Beispiele zu nennen. Im Erwachsenenalter bieten sich je nach Entwicklungsstand das gemeinsame Betrachten von Zeitschriften unter Einbezug von elektronischen oder nicht elektronischen Hilfen, das Spielen von Gesellschaftsspielen oder gemeinsames Musikhören und Tanzen an. Innerhalb dieser Sequenzen können Kompetenzen zum Umgang mit den angebotenen Mitteln und Methoden ebenso beobachtet werden, wie die Orientierung auf Oberflächen, sensorische Aspekte oder Möglichkeiten der motorischen Ansteuerung.

Die Abfolge der Interaktionssequenzen wird in einen individuellen Ablauf gebracht (Sautter 2005) (siehe Planungsformular E, S. 122–123) und für die Person zur Orientierung visuell veranschaulicht (z. B. durch Objekte, Symbole, Gebärden). Der Ablauf wird so geplant, dass mit einer besonders motivierenden Interaktion (z. B. Musik) begonnen und geendet wird, um in einen positiven Kontakt zu treten und die explorative Diagnostik ebenso positiv zu beenden. Kognitiv und motorisch anspruchsvolle Interaktionen werden möglichst direkt nach der motivierenden Einstiegsinteraktion geplant, um die Aufmerksamkeit der Person zu nutzen. Die explorative Diagnostik ist an der Aufmerksamkeitsspanne der Person orientiert und beinhaltet entsprechende Rhythmisierung und Pausen.

Im Rahmen der Vorbereitung werden erneut die Rollen im Beratungsteam geklärt. Während eine Beratungsperson in den konstanten Kontakt mit der Person tritt, hält sich die andere Beratungsperson beobachtend, protokollierend und assistierend im Hintergrund und tritt lediglich bei notwendigen Unterstützungstätigkeiten (z. B. „Schatten“ bei PECS) in die Interaktionssequenzen ein.
Der Raum wird mit allen notwendigen Materialien so vorbereitet, dass die Person eine klare Struktur und eine vertrauensvolle Atmosphäre vorfindet. Es ist sinnvoll, die unterschiedlichen Materialien verdeckt bereit zu halten.

Durchführung: Die Person wird durch das Beratungsteam begrüßt und das Team stellt sich in seinen Rollen vor. Es wird geklärt, ob die Bezugsperson im Raum bleibt oder in den Nebenraum geht. Verbleibt sie im Raum, können der Bezugsperson zwei unterschiedliche Rollen übertragen werden. Je nach Person ist es sinnvoll, der Bezugsperson entweder eine beobachtende Rolle am Rande des Geschehens zuzuweisen oder aber die Bezugsperson selbstverständlich in das Interaktionsgeschehen miteinzubeziehen. So kann die Bezugsperson aufgefordert werden, auch „mitzuspielen“ und entsprechend als Modell für Aufgabenstellungen und eingesetzte Mittel und Methoden der Unterstützten Kommunikation zu dienen. Dies ist individuell zu entscheiden und kann auch innerhalb der Exploration variieren. Wird die Bezugsperson miteinbezogen, können wertvolle Beobachtungen hinsichtlich der Interaktion zwischen Person und Bezugsperson getätigt werden.

Die Beobachtungen zu jeder Interaktionssequenz werden von der protokollierenden Beratungsperson beschreibend festgehalten und, sofern erlaubt, auf Video aufgezeichnet. Der Person wird der Ablauf entsprechend dem individuellen Aneignungsniveau z. B. mit Hilfe von Gegenständen oder Bildsymbolen vorgestellt. Bei der Durchführung der Interaktionen ist der Person zu folgen. So müssen der Ablauf und die Aufgabenstellungen entsprechend der Motivation, der Aufmerksamkeit und den gezeigten Kompetenzen jederzeit variiert und angepasst werden. Innerhalb der Interaktionssequenzen ist darauf zu achten, das Material individuell angepasst zu präsentieren, Instruktionen an das Sprachverstehen der Person anzupassen und bei Bedarf angemessene Hilfestellungen zu geben. Ein wichtiger Faktor dabei ist es, der Person ausreichend Zeit zu geben (Häußler et al. 2020).
Die explorative Diagnostik wird mit einer motivierenden Interaktion beendet. Ein abschließendes kurzes Gespräch mit den begleitenden Bezugspersonen erläutert diesen das jeweilige Ziel der durchgeführten Interaktionen und gibt einen Ausblick auf das Planungsgespräch.

Nachbereitung: Im Nachgang zur explorativen Diagnostik wertet das Beratungsteam alle getätigten Beobachtungen hinsichtlich der formulierten Hypothesen und Fragen aus (Sautter 2005). Dies geschieht wiederum auf der Basis des eigenen fachspezifischen Wissens und kann nicht losgelöst davon betrachtet werden (Ergebnisse F, S. 124–125). Das Beratungsteam bereitet auf dieser Basis das Planungsgespräch vor.

3. Planungsgespräch

Ziel: Das Planungsgespräch dient der Zusammenfassung aller Erkenntnisse des bisherigen Beratungsprozesses und der gemeinschaftlichen Absprache erster Schritte der Förderung, die an den Kompetenzen und Interessen der Person und an den Ressourcen des Umfeldes orientiert ist. Im Planungsgespräch werden daher Vereinbarungen zur Hilfsmittelversorgung und Förderplanung getroffen.

Beteiligte: Zum Planungsgespräch werden möglichst alle Personen eingeladen, die am förderdiagnostischen Gespräch bzw. Anamnesegespräch zu Beginn des Beratungsprozesses teilgenommen haben. Je mehr Personen aus dem Umfeld anwesend sind, desto erfolgversprechender ist eine breite Förderung der Kommunikation in unterschiedlichen Lebensbereichen. Auch hier kann es wieder hilfreich sein – so es die Ressourcen zulassen – wenn eine weitere Beratungsperson (z. B. Praktikant) verfügbar ist, um sich in einem Nebenraum mit der Person zu beschäftigen, wenn sie nicht in das Beratungsgespräch einbezogen werden kann oder soll und das Planungsgespräch zu lang dauern sollte.

Vorbereitung: Das Beratungsteam bereitet das Planungsgespräch auf der Grundlage aller bisherigen Informationen und Beobachtungen vor. So werden wesentliche Erkenntnisse zusammengefasst, die Person entsprechend der Zielgruppen nach Weid-Goldschmidt (2013) eingeschätzt und mögliche Ansatzpunkte für eine Kommunikationsunterstützung vorbereitet (Beratungsgespräch G, S. 126–127). Es hat sich als sinnvoll erwiesen, zunächst individuell mögliche spezifische Mittel der Kommunikationsunterstützung (z. B. Gebärden, elektronische Hilfsmittel, symbolbasierte Verstehenshilfen) und die Anforderungen daran (z. B. visuelle Gestaltung, Ansteuerung) aufzuführen. Im Weiteren können dann entsprechende Methoden und Grundsätze der Förderung z. B. Modelling angesprochen werden. Grundsätzliche und aktuelle Erkenntnisse aus dem Fachgebiet der Unterstützten Kommunikation fließen selbstverständlich in die Vorschläge mit ein.
Das Beratungsteam bereitet diese Vorschläge mit entsprechenden Anschauungsmaterialien und Informationsmaterialien für das Planungsgespräch vor. Wie schon oben erwähnt ist es gerade hierbei sehr wichtig nach dem Grundsatz „dosieren und motivieren" vorzugehen und die ratsuchenden Personen mit nur gezielten, gut strukturierten Informationen zu versorgen, die klaren und transparenten Schritten folgen (Boenisch / Sachse 2007). Im Beratungsteam werden wiederum die Rollen der Gesprächsführung und der Mitschrift vereinbart. Sinnvoller Weise folgt die Rollenaufteilung dem eingangs durchgeführten Anamnesegespräch. Die Räumlichkeiten werden wieder so vorbereitet, dass eine angenehme und förderliche Atmosphäre geschaffen wird (Kristen 2008).

Durchführung: Wiederum werden alle Anwesenden begrüßt und es folgt eine kurze Vorstellungsrunde, falls neue Personen anwesend sind. Den Beteiligten wird die Struktur des Gesprächs vorgestellt. Es wird geklärt, ob die Person selbst am Gespräch teilnehmen oder einer alternativen Beschäftigung nachgehen möchte.
Das Gespräch wird sodann durch die gesprächsleitende Beratungsperson eröffnet. Zunächst wird allen Anwesenden der Raum gegeben, eigene Eindrücke, Erkenntnisse und Fragen zu thematisieren. Sodann erfolgt die Zusammenfassung bisheriger Erkenntnisse und die Vorstellung möglicher individueller Kommunikationsmittel und zugehöriger Methoden und Grundsätze aus Sicht des Beratungsteams. Das Wesentliche des Planungsgesprächs ist es, zu einem Ergebnis zu kommen, das der Person und dem Umfeld entspricht, für alle realistisch und zufriedenstellend erscheint und motivierend wirkt. Daher wird nach der Vorstellung möglicher Unterstützungs- und Fördermöglichkeiten in einen Austausch getreten, auf welche Weise welche der Elemente im Alltag der Person aufgegriffen und umgesetzt werden könnten. Es sollte möglichst viel Raum für Fragen, Bedenken und Ideen der Anwesenden gegeben werden.
Ist eine zufriedenstellende Lösung gefunden, werden konkrete Schritte zur Versorgung und Förderung besprochen. Wird eine Versorgung mit Hilfsmitteln angestrebt, die bei der Krankenkasse beantragt werden müssen, so wird der zugehörige Ablauf mit den jeweils verantwortlichen Personen besprochen. Zur Förderplanung werden maximal drei Ziele festgehalten, die nach den SMART-Regeln (**S**pezifisch – **M**essbar – **A**kzeptiert – **R**ealistisch

– Terminiert) möglichst konkret formuliert sind. Weitere Ideen und Informationsmaterialien können wohldosiert weitergegeben werden.
Bestehen keine weiteren offenen Fragen, so wird das Gespräch mit der Vereinbarung über das weitere Vorgehen und die Möglichkeit zum Evaluationsgespräch beendet.

Nachbereitung: Das Beratungsteam hält alle Beobachtungen und getätigten Vereinbarungen in einem Gesprächsprotokoll fest (Beratungsgespräch G, Reflexion H, S. 126–128). Außerdem werden Empfehlungen zur Förderung verfasst, in welchen der Beratungsprozess mit allen Erkenntnissen zu den relevanten Entwicklungsbereichen nochmals dargestellt wird und die Förderziele ausformuliert werden. Bei der Beantragung von Hilfsmitteln wird zudem eine Sonderpädagogische Stellungnahme zur Vorlage bei der Krankenkasse verfasst. Alle Unterlagen werden den gesetzlichen Vertretern in dreifacher Ausfertigung mit einem Anschreiben zum weiteren Vorgehen zugesendet.

4. Evaluationsgespräch

Ziel: Das Ziel des Evaluationsgesprächs ist es, die Kommunikationsförderung nach einem durch die Person und die Bezugspersonen selbst gewählten Zeitraum zu reflektieren. So können Fortschritte und Hindernisse diskutiert und offene Fragen besprochen werden. In der Regel ergibt sich im Gespräch eine weiterführende Förderplanung oder eine Anpassung der bisherigen Planung. Als geeigneter Zeitraum bis zum Evaluationsgespräch hat sich in den meisten Fällen ein Intervall von sechs bis zwölf Monaten erwiesen. Evaluationsgespräche können mehrfach begleitend durchgeführt werden.

Beteiligte: Im Idealfall sind zum Evaluationsgespräch möglichst alle Personen eingeladen, die am Beratungsprozess teilgenommen haben. Je mehr Personen aus dem Umfeld anwesend sind, desto deutlicher wird das Bild der aktuellen Situation. Auch hier kann es wieder hilfreich sein – so es die Ressourcen zulassen –, wenn eine weitere Beratungsperson (z. B. Praktikant) verfügbar ist, um sich bei Bedarf in einem Nebenraum mit der Person zu beschäftigen, wenn das Evaluationsgespräch zu lang ist.

Vorbereitung: Das Beratungsteam bereitet das Evaluationsgespräch auf der Grundlage der Akte zum Beratungsprozess und der Förderempfehlung vor. Ansonsten zeigt sich das Beratungsteam offen für alle Fragen und Anliegen der Person und Bezugspersonen.
Im Beratungsteam werden wiederum die Rollen der Gesprächsführung und der Mitschrift vereinbart. Sinnvoller Weise folgt die Rollenaufteilung der des Beratungsprozesses. Die Räumlichkeiten werden so vorbereitet, dass eine angenehme und förderliche Atmosphäre geschaffen wird und dass sie an die Bedürfnisse der Person angepasst sind (Kristen 2008).

Durchführung: Wiederum werden alle Anwesenden begrüßt und es folgt eine kurze Vorstellungsrunde, falls neue Personen anwesend sind. Den Beteiligten wird die Struktur des Gesprächs vorgestellt. Es wird geklärt, ob die Person selbst am Gespräch teilnehmen oder einer alternativen Beschäftigung nachgehen möchte.
Das Gespräch wird sodann durch die gesprächsleitende Beratungsperson eröffnet. Zunächst wird allen Anwesenden der Raum gegeben, eigene Erfahrungen mit den vereinbarten Förderzielen, Erkenntnisse und Fragen zu thematisieren. Sodann erfolgt die detailliertere Gesprächsführung auf der Grundlage des Formulars zum Evaluationsgespräch I (S. 129 – 131). Um wiederum eine förderliche Atmosphäre aufrecht zu erhalten, folgt die Beratungsperson den Erzählungen und Ausführungen der Anwesenden. Somit muss der Ablauf des Evaluationsgesprächs nicht zwingend chronologisch eingehalten werden.
Im Anschluss werden Möglichkeiten der Anpassung und Erweiterung der Förderplanung thematisiert und für alle eine zufriedenstellende Lösung gefunden. Wie im Planungsgespräch bereits geschehen, werden konkrete Schritte zur weiteren Förderung besprochen. Wiederum werden maximal drei Ziele festgehalten, die nach den SMART-Regeln (s. o.) möglichst konkret formuliert sind. Weitere Ideen und Informationsmaterialien können wohldosiert weitergegeben werden.
Bestehen keine weiteren offenen Fragen, so wird das Gespräch mit der Vereinbarung über das weitere Vorgehen und die Möglichkeit zu einem weiteren Evaluationsgespräch beendet.

Nachbereitung: Durch das Beratungsteam wird ein Kurzprotokoll zu den Ergebnissen des Evaluationsgesprächs verfasst, das den gesetzlichen Betreuungspersonen in mehrfacher Ausfertigung übersendet wird.

4. Der Aufbau des OLI für UK

Der OLI für UK ist so aufgebaut, dass er den gesamten Prozess vom Anlass für die Diagnostik durch eine Beratungsanfrage (sei dies extern oder innerhalb einer Institution) über die Anamnese und explorative Diagnostik bis hin zur Förderplanung und Evaluation begleitet. Er bezieht dabei soweit wie irgend möglich die von der Kommunikationsbeeinträchtigung betroffene Person selbst als auch familiäre und professionelle Bezugspersonen mit ein.
Der Diagnostik einschließlich der differenzierten Anamnese vorangestellt ist eine Vorlage zur Erhebung von Erstinformationen, nachgestellt ein Anhang mit verschiedenen ergänzenden Arbeitsmaterialien. Hier die Gesamtübersicht:

I. Erstinformation

II. OLI für UK
A. Kontaktdaten
B. Termine
C. Kernbereiche des OLI für UK für die Anamnese und Beobachtung
D. Auswertung der Anamnese
E. Planung der explorativen Diagnostik
F. Ergebnisse der explorativen Diagnostik
G. Beratungsgespräch
H. Reflexion des Beratungsprozesses
I. Evaluationsgespräch

III. Ergänzungen
A. Tageszeitenuhr zur ERFASSUNG von kommunikativen Situationen
B. Tageszeitenuhr zur PLANUNG von kommunikativen Situationen
C. Vokabularübersicht
D. Strukturierte Verhaltensbeobachtung

Zu I. Erstinformation
Für den Fall, dass Sie in einem Beratungskontext arbeiten, können Sie das Formblatt zur „Erstinformation“ (S. 78 – 79) nutzen. Zweck dieser Vorlage ist es, vorab vor einem ersten gemeinsamen Termin einige Informationen einzuholen. Sie können dieses Formblatt vor der Beratung der Person zusenden, die um eine Beratung bittet, und sich zurücksenden lassen. Tipp: Schicken Sie diese Vorlage möglichst frühzeitig zu und benennen Sie ein Datum, bis wann sie zurückgesendet werden soll. Das erhöht die Chance, die Informationen rechtzeitig zu erhalten und so ggf. schon eine Vorauswahl der mit dem OLI zu besprechenden bzw. beobachtenden Bereiche zu treffen. Übertragen Sie die Erstinformationen

in den OLI für UK, insbesondere bezüglich der personenbezogenen Daten, der Diagnose, des Beratungsanlasses und eventueller Vorinformationen zu bestimmten Kommunikationsformen, Einschränkungen oder Eigenheiten.
Es ist auch möglich, diese Vorlage als Leitfaden für ein erstes Telefongespräch zu nutzen. Sofern Sie als UK-Beauftragte bzw. UK-Beauftragter in einer Institution arbeiten, können Sie die Vorlage an Ihre Kolleginnen und Kollegen sowie Angehörigen der beeinträchtigten Person geben und so über die Person Vorinformationen erhalten.

Zu II. OLI für UK

A. Kontaktdaten

Bewusst auf eine Seite komprimiert finden Sie zu Beginn es OLI für UK eine Seite für Kontaktdaten (S. 81). Sofern Sie Erstinformationen im Vorfeld einholten, können Sie die Daten direkt übertragen und im Gespräch ergänzen. Mit Blick auf die vorrangige Zielgruppe der Menschen mit geistigen Beeinträchtigungen können hier die Kontaktdaten der Bezugspersonen aus dem engen familiären und dem institutionellen Umfeld eingetragen werden, da dies nach Blackstone und Hunt Berg (2006) die häufigsten Kontaktgruppen sind. Wann immer möglich sollten aus beiden Kreisen Bezugspersonen einbezogen werden. Häufig wohnt die beeinträchtigte Person in der Familie oder in einer Einrichtung (oder beides im Wechsel). Sollte Ihre Situation davon abweichen, können Sie diese Vorlage nach Bedarf anpassen.
Ergänzend wird auf dieser Seite die Muttersprache, die aktuelle „Hauptsprache“ und der Kulturkreis sowie die Anzahl der Geschwister abgefragt.
Der Kulturkreis ist nur in bestimmten Situationen relevant: So zeigte sich in Beratungssituationen des Öfteren, dass Menschen mit Migrationshintergrund in einem familiären Umfeld leben, dass sich bemüht, mit der Person die Umgebungssprache Deutsch zu sprechen und ihr die deutsche Sprache quasi als Muttersprache anzubieten, selbst wenn diese Sprache nicht akzentfrei und/oder fehlerfrei beherrscht wird. Gleichwohl lebt die Person in einer Familie, die von einem anderen Kulturkreis geprägt ist. Hier kann es hilfreich sein, Sprache und Kulturkreis zu berücksichtigen.
Auch kann es wertvoll sein über die Anzahl und das Alter der Geschwister Informationen zu erhalten. Zuweilen können Geschwister wichtige Bezugspersonen darstellen, die die beeinträchtigte Person in ihrer Kommunikation unterstützen. Es kann aber auch sein, dass durch Anzahl und Alter der Geschwister die Möglichkeiten der Eltern eingeschränkt sind, ihr beeinträchtigtes Kind intensiv in der Kommunikationsförderung zu unterstützen.

B. Termine

Die zweite Seite des OLI für UK dient der Übersicht über die Termine (S. 82) für das diagnostische bzw. anamnestische Gespräch, die explorative Diagnostik und das Planungsgespräch zur Förderplanung. Es geht darum, neben dem Zeitpunkt die anwesenden Personen zu erfassen.

Auch hier orientierten wir uns an den sozialen Netzwerken von Blackstone und Hunt Berg (2006). Pro Zeile wird der Name einer Person notiert sowie ihre Rolle in Bezug zur beeinträchtigten Person.
Wie auch Boenisch und Sachse (2007) machten wir die Erfahrung, wie wertvoll es ist, zu diesen Gesprächen möglichst alle wichtigen Bezugspersonen einzuladen. Dies gilt in besonderem Maße für das anamnestische Gespräch und das Gespräch zur Förderplanung. Die Erhebung und Förderung werden dadurch wesentlich effektiver. Auch haben wir in unseren Beratungssituationen häufig erlebt, dass dieses besondere Setting ein guter Anlass zu Begegnung und Austausch zwischen den Bezugspersonen verschiedener Kreise ist, manchmal eine wirklich neue belebende Situation.

C. Kernbereiche des OLI für UK für die Anamnese und Beobachtung
Auf Seite 83 des OLI für UK finden Sie eine Gesamtübersicht über alle Themen- und Funktionsbereiche, die mit dem OLI erfasst werden können. Sollte für Sie durch Vorkenntnisse oder Vorgespräche deutlich werden, dass bestimmte Funktionsbereiche nicht relevant sind, z. B. wenn im Bereich Sensorik bekannt ist, dass keine Einschränkung der Sehfähigkeit einschließlich der Verarbeitung von visuellen Sinnesreizen vorliegt, kann dies hier bereits kurz notiert werden. Damit haben Sie und alle eventuellen weiteren Nutzer des OLI sofort im Blick, welche Bereiche nicht erhoben werden und warum.
Es macht Sinn, bei anfänglicher Nutzung des OLI für UK die Fragen vor der Anamnese in Ruhe für sich durch zu gehen.
Dieser Teil des OLI für UK ist so angelegt, dass Sie in der Regel Zutreffendes ankreuzen können, aber auch Platz für Kommentare und Notizen haben.
Es mag auf den ersten Blick verwundern, warum wir expressive Kommunikation und Sprachverständnis nicht direkt hintereinander abfragen. Wir haben jedoch bei den Beratungsgesprächen die Erfahrung gemacht, dass es mit Blick auf Menschen mit schweren geistigen und komplexen Beeinträchtigungen hilfreich ist, nach der Erfassung der kommunikativen Mitteilungsmöglichkeiten erst grundlegende Funktionen der Wahrnehmung, Motorik und Kognition zu erfassen, bevor wir zum Sprachverstehen übergehen, welches durch die kognitive Entwicklung beeinflusst ist.

C. 1 Erwartungen an den Beratungsprozess
In diesem ersten Fragenblock geht es um die sehr zentrale Klärung der Erwartungen und der Fragestellung (S. 84). Wie schon oben ausgeführt und auch von Boenisch und Sachse (2007) hervorgehoben, ist diese Vorabklärung unerlässlich und beeinflusst entscheidend das weitere Vorgehen. Gleichzeitig beugt sie von vornherein Situationen von Frustration durch Nichterfüllung unausgesprochener Erwartungen vor.
Ebenso wichtig ist die Frage, was sich für die Person selbst und für das Umfeld ändern soll. Diese Frage macht den Beteiligten im Beratungsprozess deutlich, dass es tatsächlich um Veränderung geht, und zwar auf beiden Seiten der Kommunikation. Damit wird versucht der Gefahr vorzubeugen, dass man ausschließlich nach Veränderungen für und

durch die beeinträchtigte Person sucht und das Umfeld aus dem Blick verliert und letztlich aus der Verantwortung entlässt (Lage 2006).
Selbst wenn über die Erstinformation schriftlich schon Hinweise gegeben wurden, ist es gut, sich im persönlichen Gespräch noch einmal zu versichern, dass die Erwartungen und Fragen richtig verstanden wurden und was davon erfüllt bzw. beantwortet werden kann.
Die Frage 1.4, durch wen der Kontakt zur Beratungsstelle vermittelt wurde, ist natürlich nur für Beratungsstellen relevant und kann bei Nutzung innerhalb einer Einrichtung oder eines therapeutischen Settings ignoriert werden.

C. 2 Anamnese und Lebenszusammenhänge
Mit diesem Kapitel (S. 85–86) können Sie erste allgemeine Informationen zur Vorgeschichte wie Schwangerschaft und Geburt bzw. dem Ereignis, das zur Kommunikationsbeeinträchtigung führte, zur bisherigen Entwicklung grundlegender Entwicklungsbereiche, zu bereits gestellten Diagnosen und zur bisherigen Förderung sowie Informationen zur aktuellen Lebens-, Lern-, Arbeitssituation, Freizeitbeschäftigungen, Vorlieben und Abneigungen erheben (vgl. auch Erdélyi 2008 in Anlehnung an Geiger 2008). Diese Fragen sind von großer Relevanz, wenn Sie die explorative Diagnostik planen und vorbereiten. Gerade wenn Sie die Person vor dem Diagnose- und Beratungsprozess bzw. der Förderplanung nicht kennen, ist es wichtig, ihr in der explorativen Diagnostik Angebote zu machen, die ihren Interessen entspricht, aber auch zur deutlichen Abgrenzung unliebsame Angebote zu machen, die die Person ablehnen kann.
Sofern Sie in einem Beratungskontext Erstinformationen vorab erfragt haben, können Sie einige der zugesandten Informationen z. B. zur Diagnose oder institutionellen Versorgung schon vor Beginn der Anamnese in diesen Teil übertragen.

C. 3-8 Einzelne Funktionsbereiche
In den Kapiteln 3 bis 8 werden die zentralen Funktionsbereiche der
- expressiven Kommunikation
- Wahrnehmung
- Motorik
- Kognition
- rezeptiven Sprache / des Sprachverstehens
- emotionalen und psychosozialen Aspekte

erfasst (S. 87–115).

In einer Beratungssituation werden die Vorlagen zu den Funktionsbereichen zur Befragung im anamnestischen Gespräch genutzt. Offen gebliebene Fragen können in die explorative Diagnostik mitgenommen werden.

Im therapeutischen Setting können die Items sowohl für die Erstbefundung als auch für weitere Beobachtungen und Diagnostik genutzt werden.

Sollten Sie z. B. in einer Bildungsinstitution, Wohneinrichtung oder Werkstatt tätig sein und die Person bereits kennen, womöglich täglich mit ihr arbeiten, können Sie die Vorlagen nutzen, um Ihre bisherigen Beobachtungen zu strukturieren und offene Fragen durch gezielte Beobachtung oder das Gespräch mit weiteren Personen aus dem Team zu klären. Hier möchten wir nahelegen, die Fragen auch im Gespräch mit Kolleginnen und Kollegen aus anderen Versorgungsbereichen (z. B. Schule – Wohneinrichtung) und den familiären Bezugspersonen durch zu sprechen. Häufig zeigen sich in verschiedenen Lebensbereichen in der Interaktion, im Verhalten der beeinträchtigten Person und in der Wahrnehmung des Umfelds Unterschiede. Hier kann es zu einem spannenden und bereichernden Austausch kommen (vgl. auch Blackstone / Hunt Berg 2006).

Wie eingangs erwähnt können Sie bezüglich der Erfassung der Funktionsbereiche ggf. eine Vorauswahl treffen. Es lohnt sich zuweilen aber auch, zunächst weniger relevant erscheinende Bereiche einmal genauer unter die Lupe zu nehmen, da dabei möglicherweise überraschende Entdeckungen gemacht werden können. Die Auswahl hängt von verschiedenen Faktoren ab wie z. B. Vorkenntnissen zu der Person, zeitlichen Ressourcen, Anzahl der Bezugspersonen und deren Verhältnis zur betroffenen Person, vor allem aber von der Fragestellung.
Da wir, ausgehend von der „Diagnostik und Beratung in der Unterstützten Kommunikation" von Boenisch und Sachse (2007), die Zielgruppe der Menschen mit (schweren) geistigen und komplexen Beeinträchtigungen stärker in den Fokus nehmen wollten, wurde das Kapitel Kognition wesentlich erweitert in Richtung frühe Entwicklung der Kognition und detaillierte Entwicklungsschritte. Aber auch andere Kapitel wurden mit Blick auf Menschen mit komplexen Beeinträchtigungen entsprechend erweitert. Detailliertere Erklärungen zur Erhebung der Funktionsbereiche erhalten Sie im nachfolgenden Kapitel 5.

C. 9 Das Umfeld
Im neunten und letzten Kapitel (S. 116–117) zu den Bereichen des OLI für UK werden Daten zum personalen Umfeld der Person erfasst. Dieses Kapitel ist sehr wichtig, damit der Blick nicht ausschließlich auf die Person mit CCN und ihre Beeinträchtigung, die sog. „Zugangsbarrieren", gerichtet wird (Beukelman / Mirenda 2013; Beukelman / Light 2020; vgl. auch Lage 2006). Wir weichen in diesem Kapitel von dem bisherigen Layout kurzfristig ab und orientieren uns verstärkt an den Sozialen Netzwerken von Blackstone und Hunt Berg (2006), um Ressourcen, aber auch Barrieren aus dem sozialen Umfeld möglichst effektiv zu erfassen. Ressourcen und Barrieren des Umfelds wie Wissen, praktische Erfahrungen und Einstellungen zählen nach Beukelman und Mirenda (2013) (vgl. auch Beukelman / Light 2020; Lage 2006) zu den Gelegenheitsfaktoren, die die spätere Unterstützung der Kommunikation für die betroffene Person entscheidend beeinflussen und daher von vornherein in den Blick genommen werden müssen.

D. Auswertung der Anamnese

Im Anschluss an die ausführliche Erfassung der Fähigkeiten und Förderbedarfe sowie die Bedingungen des sozialen Umfeldes werden die Ergebnisse in Kurzform zusammengefasst. Die Vorlage hierzu (S. 120–121) wie auch die Vorlagen zu den nächsten Schritten umfassen in der Regel 1-2 Seiten.

Mit diesem Umfang ist bewusst ein Rahmen geschaffen, der zum Komprimieren auf das Wesentlichste motivieren soll und dazu geeignet ist, sich in Kürze einen Überblick zu verschaffen, z. B. für den Austausch mit Personen aus dem Team oder das Schreiben eines Gutachtens oder Zeugnisses. Sollte der Platz nicht ausreichen, können Sie diese Seiten natürlich auch doppelt verwenden oder mit freien Notizen ergänzen.

Mit der Vorlage zur Auswertung der Anamnese erhält man sehr schnell einen Überblick über die erhobenen Fähigkeiten und Rahmenbedingungen, kann daraus direkt Folgerungen für die explorative Diagnostik und vorläufige Folgerungen für die Förderempfehlung ziehen sowie offene Fragen notieren, die im weiteren diagnostischen Prozess noch geklärt werden sollten.

E. Planung der explorativen Diagnostik

Dieser Teil des OLI für UK bietet eine Vorlage, in der man konkret die explorative Diagnostik sehr zielgerichtet planen kann (S. 122–123). Basis hierfür sind die Vorlieben und Abneigungen der Person sowie die eingangs geklärte Fragestellung für den gesamten Erhebungsprozess.

F. Ergebnisse der explorativen Diagnostik

Diese Vorlage dient der schrittweisen systematischen Zusammenfassung der Beobachtungen aus der explorativen Diagnostik und ist so angelegt, dass man aus jeder Beobachtung direkt Schlussfolgerungen für die Förderempfehlung ziehen kann (S. 124–125). Die Möglichkeiten der Umsetzung richten sich natürlich nicht nur nach den Möglichkeiten der beeinträchtigten Person, sondern ebenso nach denen des sozialen Umfeldes. Das Umfeld sollte daher eng in die Förderplanung einbezogen werden. Kleine konkrete Schritte führen am wirksamsten zum Ziel.

G. Beratungsgespräch

Wird der OLI für UK für eine UK-Beratung genutzt, dient diese Vorlage der Vorbereitung für das abschließende Beratungsgespräch und bietet gleichzeitig die Möglichkeit, gemeinsam Schritte zu planen, konkrete Vereinbarungen zu treffen und diese festzuhalten (S. 126–127). Sie kann auch für die kollegiale Beratung innerhalb einer Institution genutzt werden.

H. Reflexion des Beratungsprozesses

Diese einseitige Vorlage bezieht sich ebenfalls auf den Beratungskontext (S. 128). Sie kann, muss aber nicht notwendiger Weise genutzt werden. Sie gibt eine Struktur, um eine Beratungssituation im Rückblick als Berater oder Beraterin noch einmal für sich

oder im Gespräch mit Kollegen in der Beratung zu reflektieren. Wir nutzen diese Vorlage, um nicht unbemerkt in Automatismen zu verfallen, um sich stets kritisch zu hinterfragen und weiter zu entwickeln, aber auch um zu realisieren, welche Störfaktoren außerhalb der eigenen Person liegen.
An dieser Stelle ist der Prozess von der Anamnese bis zur Förderplanung einmal durchlaufen. Beukelman und Mirenda (2013; Beukelman / Light 2020; Lage 2006) machen in dem von ihnen vorgestellten Partizipationsmodell jedoch sehr deutlich, dass der Prozess damit nicht abgeschlossen ist, sondern jetzt erst richtig beginnt.

I. Evaluationsgespräch
Nachdem mit allen Beteiligten ein gemeinsamer Förder- und Unterstützungsplan für die beeinträchtigte Person und ihr Umfeld vereinbart wurde, geht es nun an die Umsetzung und deren Evaluation (S. 129–131). Es ist wichtig, dass man sich beim Beratungsgespräch oder – sofern man den OLI für UK in einer Einrichtung für eigene Bezugspersonen nutzt – bei der Förderplanung einen Termin setzt, wann man prüft, ob die Förderung hilfreich war und ob Maßnahmen beibehalten, verändert oder nächste Schritte geplant werden sollten. Die Vorlage (vgl. auch Boenisch / Sachse 2007) bietet die Struktur für ein sogenanntes Evaluationsgespräch bzw. eine Nachbesprechung nach der Beratung zu dem vereinbarten Termin. Je nach Maßnahme kann das Evaluationsgespräch einige Wochen oder einige Monate nach der Erstberatung stattfinden, z. B. nach Auslieferung der Kommunikationshilfe, nach erster Erprobung der Kommunikationshilfe, vor und nach dem Wechsel von Bezugspersonen usw. Diese Treffen können je nach Bedarf regelmäßig wiederholt werden. Idealerweise sind auch hier wieder alle Personen anwesend, die in die Diagnostik und Beratung einbezogen waren, bzw. bei Personalwechsel die bisherige und die neue Bezugsperson (Blackstone / Hunt Berg 2006). Dieses Evaluationsgespräch ist damit Ende und Anfang zugleich. Es dient der Überprüfung der durchgeführten Maßnahmen nach der ersten diagnosegeleiteten Beratung und ist Auftakt eines neuen Beratungsprozesses. Die Vorlage für das Evaluationsgespräch kann man beim Einsatz des OLI für UK innerhalb einer Institution mit den eigenen Bezugspersonen auch als Hilfe zur Selbstreflexion und den Austausch im Team nutzen.
Unabhängig davon, ob der OLI für UK in der Beratung oder innerhalb einer Institution genutzt wird, will diese Vorlage den Impuls geben, den Prozess nicht mit einer einmaligen Diagnose und Förderplanung abzuschließen, sondern sich im Sinne der Förderdiagnostik um eine kontinuierliche diagnosegeleitete Kommunikationsförderung zu bemühen, die offen ist für Erfolge und Misserfolge, für Versuche und Anpassungen, für Weiterentwicklung und für neue Wege.

Zu III. Ergänzungen
In diesem Teil des OLI für UK finden Sie vier ergänzende Materialien, die während des Prozesses der Anamnese, Diagnostik, Förderplanung und Beratung zusätzlich genutzt werden können, sowie ein Quellenverzeichnis expliziter Quellen zum Inventar.

A. Tageszeitenuhr zur ERFASSUNG von kommunikativen Situationen

Die Tageszeitenuhr oder kurz „Tagesuhr" stellen Boenisch und Sachse (2007) in ihrem Buch „Diagnostik und Beratung in der Unterstützten Kommunikation" zur Verfügung. Wir haben diese Idee aufgegriffen und leicht variiert für zwei unterschiedliche Phasen des Beratungsprozesses angepasst.

Wir bieten eine Vorlage (S. 134) an, die in Ergänzung zur Anamnese und Diagnostik zur Erfassung der Ausgangslage dient, sprich erhebt, welche kommunikativen Situationen sich im Alltag zeigen. Diese Vorlage kann den verschiedenen Beteiligten des sozialen Umfeldes mitgegeben werden, damit sie die Tageszeitenuhr ausfüllen.

B. Tageszeitenuhr zur PLANUNG von kommunikativen Situationen

Die zweite Vorlage (S. 135) mit der Tageszeitenuhr dient der Ergänzung der Förderplanung. Es werden geeignete Situationen gesammelt, in denen die Unterstützung der Kommunikation bewusst erfolgt. Dazu werden konkrete Empfehlungen formuliert. Das heißt nicht, dass die Kommunikation nicht kontinuierlich im gesamten Alltag unterstützt werden sollte. Es kann jedoch je nach Lebenssituation und Bezugspersonen hilfreich sein, wenn bestimmte Zeiten festgehalten werden, an denen ein besonderes Augenmerk auf die Unterstützung der Kommunikation gerichtet wird, um sicher zu stellen, dass sie nicht vergessen wird. Auch ist es gut an dieser Stelle Personen zu benennen, die sich für die Umsetzung verantwortlich erklären.

C. Vokabularübersicht

Die sehr einfache, aber praktische Vokabularübersicht (S. 136) kann durchgängig in der Anamnese, Diagnostik und späteren Förderung und Unterstützung genutzt werden.

Diese einfache Übersicht kann ebenfalls zu Beginn des Beratungsprozesses den Bezugspersonen zum Ausfüllen gegeben werden. Es ist oft spannend zu erleben, wie unterschiedlich diese Übersichten je nach Lebenskontext und Bezugspersonen aussehen. Zuweilen sind die Bezugspersonen beim Ausfüllen selbst überrascht, wie viel Kommunikation eigentlich schon stattfindet, ohne dass ihnen das bislang bewusst war. Sie hilft auch im Austausch verschiedener Bezugspersonen und professioneller Helfer voneinander zu lernen und die Person mit CCN besser zu verstehen. Während der Diagnostik kann die Übersicht ggf. erweitert werden.

Anschließend kann sie während der Förderung regelmäßig fortgeführt werden.

Die Übersicht hilft auch besser zu erkennen, wo ein Ersatz für ein gesprochenes Wort überhaupt gesucht werden muss, was vielleicht schon eindeutig mitgeteilt wird, oder wo sich Lautsprache entwickelt und eine Unterstützung nicht mehr notwendig ist.

D. Strukturierte Verhaltensbeobachtung

Schließlich stellen wir noch eine Vorlage für eine strukturierte Verhaltensbeobachtung (S. 137) zur Verfügung. Sie basiert auf dem Konzept der positiven Verhaltensunterstützung von Theunissen (Theunissen / Schubert 2020; Theunissen 2021). Die Wahrscheinlichkeit, dass eine Person aufgrund von Barrieren in der Kommunikation Verhaltensauffälligkeiten entwickelt, ist gegenüber Personen ohne Beeinträchtigung deutlich erhöht (Erdélyi 2010b). Diese Verhaltensbeobachtung kann helfen „Muster" zu finden. Das Verhalten wird konkret benannt und über einen gewissen Zeitraum protokolliert, sobald es zu beobachten ist. Dazu werden genaue Rahmendaten wie Zeit, Ort, Personen, bei denen das Verhalten auftritt, konkrete Bedingungen, unter denen das Verhalten zu beobachten ist, sowie Reaktionen darauf festgehalten. Nach einiger Zeit lässt sich häufig ein Muster erkennen, das hilft, Ursachen, Auslöser oder ungewollte Verstärker zu identifizieren und das herausfordernde Verhalten durch alternative Kommunikationsformen zu ersetzen. Mirenda konnte anhand von 21 kontrollierten Studien mit 52 Versuchspersonen nachweisen, dass ein darauf aufbauendes funktionales Kommunikationstraining bei 85% der Beteiligten zu einer sofortigen und deutlichen Reduktion des herausfordernden Verhaltens führte (nach Biermann 2000; auch Erdélyi / Mischo 2011). Es lohnt sich also einmal genau hinzuschauen.

5. Die Kernbereiche des OLI für UK für die Anamnese und Beobachtung

Nachfolgend werden die Kernbereiche noch einmal differenziert dargestellt und mit Erfahrungen aus der Praxis illustriert.

5.1 Erwartungen an den Beratungsprozess

Um dem Beratungsprozess eine Richtung und Struktur zu geben und um Enttäuschungen zu vermeiden, startet der OLI für UK mit Fragen nach dem Anlass für die Beratung und die damit verbundenen Fragen und Erwartungen.
Der Fragebogen beginnt mit der Frage: „Welche Erwartungen haben Sie an den Beratungsprozess?“ (Frage 1.1).
An dieser Stelle wird oft deutlich, welche Vorstellungen das zu beratende Umfeld zu den Möglichkeiten der Unterstützten Kommunikation und zu den Fähigkeiten der zu unterstützenden Person hat. An dieser Stelle kann ggf. der Aufgabenbereich der Beratungsstelle mit den dort vorhandenen Möglichkeiten und Grenzen geklärt werden.
Bisweilen hat das Umfeld schon gezielte Fragestellungen z. B. zu bestimmten Mitteln der UK oder auch zur Struktur der Förderung oder zum Wortschatzaufbau (Frage 1.2).
Sind die ersten beiden Fragen eher schwierig zu beantworten, lässt sich mit der Frage: „Was soll sich für die Person und das Umfeld ändern?“ in der Regel gemeinsam herausarbeiten, worum es in dieser Beratung gehen soll (Frage 1.3).
Ziel dieser Fragen ist es, dass sich alle an dem Beratungsprozess beteiligten Personen bewusst sind, an welcher Fragestellung gearbeitet wird und was das Ziel der Beratung sein soll. Mit Hilfe dieser Klärung können Themenbereiche und Fragen aus dem OLI für UK gezielt ausgewählt werden, der Beratungsprozess dadurch ökonomisch und strukturiert gestaltet werden und zum Schluss evaluiert werden, ob das Ziel der Beratung erreicht werden konnte. Vor allem wird aber auch Diskrepanzen bei der Zielsetzung vorgebeugt, die durch unausgesprochene unterschiedliche Erwartungen bedingt sein können.

5.2 Anamnese und Lebenszusammenhänge

Mit den Fragen zur bisherigen Entwicklung, Diagnose(n), institutionellen und familiären Lebens- und Förderbedingungen versuchen wir, ein erstes Bild über die Person mit CCN zu erhalten. An dieser Stelle besteht für das soziale Umfeld Gelegenheit, auch allgemein von den Erfahrungen mit der Person zu berichten. In der Praxis zeigte es sich wiederholt, dass gerade auch von Seiten der Eltern häufig der Bedarf besteht, von ihrem Weg, von ihren Erfahrungen mit Ärzten, Therapeuten, Fachkräften und Krankenkassen zu erzählen.

Auch wird in diesem Gespräch oft deutlich, welche Einstellung das Umfeld bezüglich der beeinträchtigten Person und ihren Fähigkeiten hat.
Mit den Fragen 2.1 und 2.2 soll eine Skizze zur bisherigen Entwicklung der Person entstehen. Bei Kindern ist dies in der Regel problemlos möglich. Bei erwachsenen Personen dagegen kommt es häufiger vor, dass keine oder nur wenige Angaben gemacht werden können. Dies betrifft insbesondere Menschen, die seit vielen Jahren in einer Wohneinrichtung leben.
Mit der Frage nach der Diagnose oder ggf. den Diagnosen (Frage 2.3) können wir die Person zum einen medizinisch verorten. Zum anderen hat die Diagnose auch Auswirkungen auf das pädagogische Handeln und den Umgang mit der beeinträchtigten Person während der Diagnostik, z. B. bei Autismus-Spektrum-Störungen. Die bisherigen Diagnosen beeinflussen zudem, bei welchen Fragen im weiteren Anamnesegespräch ggf. detailliert nachgefragt werden muss.
Des Weiteren wird nach der bisherigen und aktuellen Förderung gefragt (2.4 und 2.5) um zu erfahren, welche Unterstützungsangebote die Person schon erhalten hat und derzeit noch erhält. Möglicherweise kristallisieren sich aus diesen Informationen Fachkräfte heraus, die bei der Umsetzung der UK hilfreich mitwirken können.
Die Fragen nach den bisherigen und aktuellen Lebensbedingungen bezüglich Wohnen, Bildung, Beschäftigung, Arbeit, Rehabilitation und Freizeit (2.6-2.9) vermitteln ein ungefähres Bild über den Sozialraum, in dem sich die Person bewegt und darin Unterstützung oder Barrieren in der Kommunikation erfährt.
Wichtig sind auch die Fragen nach den Vorlieben und Interessen der Person sowie deren Abneigungen (2.10-2.11). Zum einen können wir anhand dieser Angaben eine anregende motivierende explorative Diagnostik gestalten, zum anderen ist es für die anschließende Förderplanung wichtig, zu Beginn der UK-Förderung motivierende Themen und Vokabular einzusetzen, damit die Person positive und für sie bedeutsame Kommunikationserfahrungen machen kann (Leber 2008; Boenisch / Sachse 2007; Pivit / Hüning-Meier 2008).

5.3 Entwicklungsbereiche

5.3.1 Expressive Kommunikation

Zielsetzung:
Unter expressiver Kommunikation verstehen wir jede Art der Mitteilung bzw. jede Art des Ausdrucks von Personen, die kommunikative Bedeutung hat (Krawitz 2007). Diese Mitteilung muss nicht beabsichtigt sein, sie erhält aber durch die Bezugsperson und deren Umgang damit Bedeutung (Mall 2008). Hier wird sehr deutlich, dass Kommunikation immer in der Beziehung zwischen Personen stattfindet und durch die Begegnung Bedeutung erhält.
Bei der Entwicklung dieses Teils des OLI für UK berücksichtigten wir verschiedene Konzepte, um damit eine möglichst große Bandbreite an expressiver Kommunikation und deren Bedingungen erfassen zu können. Basis ist ein Kommunikationsmodell, dass wir aus verschiedenen Modellen zu dem hier vorliegenden integrierten (Erdélyi / Mischo 2011).

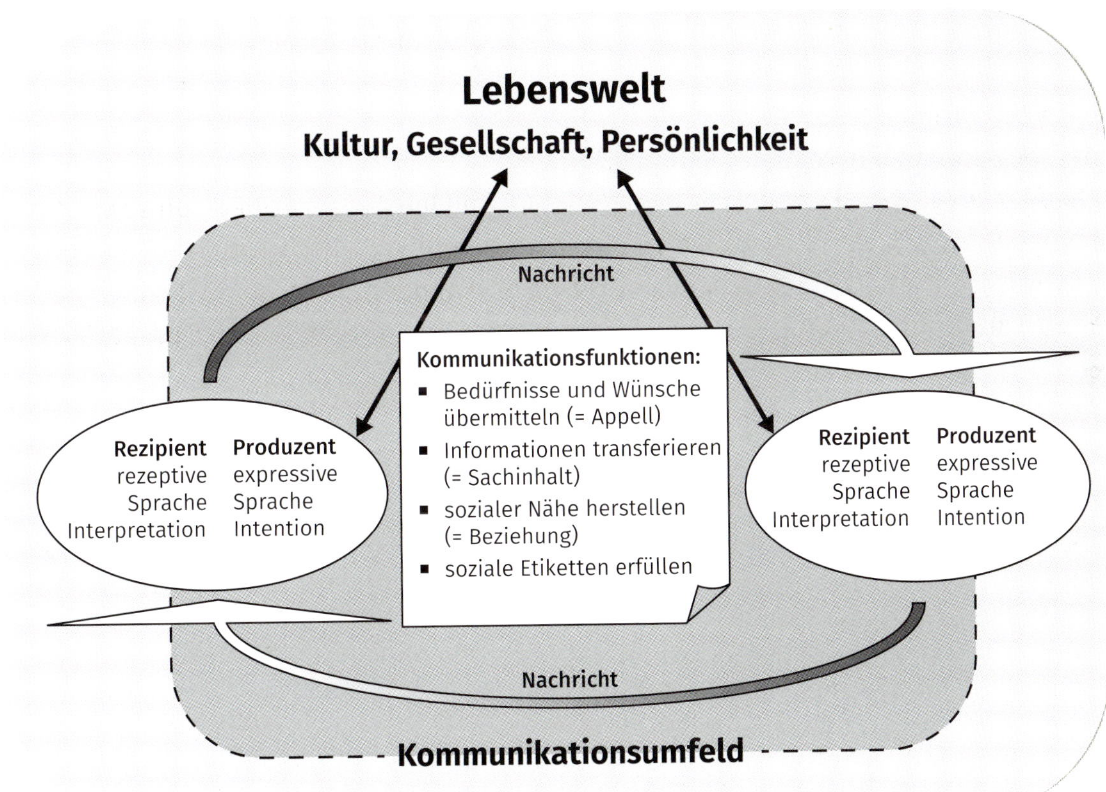

Abb. 2: Integriertes Kommunikationsmodell

In diesem Modell wird u.a. deutlich, dass wir im **Dialog** stets zeitgleich „Rezipienten" und „Produzenten", Verstehende und Mitteilende, expressiv Kommunizierende und rezeptiv Kommunizierende sind. Was als Mitteilung wahrgenommen wird, hängt vom Gegenüber ab. Uns kommt damit als Bezugsperson einer Person mit CCN eine sehr große Bedeutung zu. In diesem Teil des OLI für UK richten wir unser Augenmerk auf die Mitteilung der beeinträchtigten Person. Das Sprachverstehen nehmen wir differenziert an anderer Stelle (Kapitel 7) in den Blick. Damit wollen wir deutlich machen, wie wichtig es ist, diese beiden Kommunikationsseiten zu erfassen – je intensiver die Kommunikation erschwert ist, umso wichtiger.

Zum zweiten werden in dem Modell einige **Funktionen** der Kommunikation benannt. Im OLI für UK beachten wir diese, aber auch noch weitere Funktionen (Kane 2008; Schulz von Thun 2003; Wachsmuth 2001; 2003) und setzen diese zu den verschiedenen Mitteilungsfunktionen in Beziehung.

Zum dritten stützen wir uns auf verschiedene Veröffentlichungen zur **Entwicklung** der Kommunikation unter besonderer Berücksichtigung der Unterstützten Kommunikation. Der Mensch durchläuft in seiner Entwicklung mehrere Phasen von der nicht absichtsvollen und nicht symbolischen Kommunikation über eine absichtsvolle Kommunikation bis hin zur symbolischen Kommunikation (Adam 2000). Kane (2008) und Leber (2009) richten ihren Fokus auf die frühen Entwicklungsphasen der Kommunikation, vergleichbar mit denen von nicht beeinträchtigten Kindern im ersten und zweiten Lebensjahr. Sie orientieren sich wiederum u.a. an die Entwicklungspsychologie von Piaget und von Uzgiris und Hunt. Weid-Goldschmidt (2013) unterscheidet mit Blick auf Unterstützte Kommunikation vier Gruppen von Personen, jene die

- präintentional
- präsymbolisch
- symbolisch und
- „altersgemäß" kommunizieren.

Während manche Personen mit Beeinträchtigungen diese Phasen, wenn auch zeitlich verzögert und mit gezielter Unterstützung, durchlaufen, verbleiben andere Personen in einer der Phasen oder Gruppen. Wieder andere weisen Merkmale zu mehreren Phasen und Gruppen auf. Eine genaue Erhebung ist also in jedem Fall sinnvoll.

Zuletzt berücksichtigen wir ausgewählte Ausführungen zur **Gesprächsführung** (Pivit, 2008; Braun / Orth, 2008; von Tetzchner / Martinsen 2013; Wachsmuth 2006). Während Kinder ohne Beeinträchtigungen die Prinzipien der Gesprächsführung quasi wie von selbst entdecken und anwenden, benötigen Menschen mit komplexen Kommunikationsbeeinträchtigungen hier häufig eine gezielte Unterstützung. Darüber hinaus gibt es Besonderheiten in der Kommunikation (Braun / Orth 2008) oder besondere Strategien (Pivit 2008), die zu beachten sind.

Erläuterungen:
Unter 3.1 wird nach den körpereigenen Kommunikationsformen gefragt. Da diese insbesondere bei Menschen mit schweren geistigen und komplexen Beeinträchtigungen sehr vielfältig und von großer Bedeutung sind, haben wir dieser Frage einen größeren Raum gegeben und möglichst viele denkbare Kommunikationsformen aufgelistet. Wir beginnen mit vegetativen Funktionen wie Puls- und Atemfrequenz, gefolgt von individuell genutzten körpereigenen Kommunikationsformen wie Blick, Mimik und Gestik bis hin zu symbolischen körpereigenen Kommunikationsformen wie Gebärden und Handzeichen sowie Lauten und verbaler Sprache. Bei dieser Frage bietet es sich an, die genutzten Kommunikationsformen nicht nur anzukreuzen, sondern auch mit Notizen zu präzisieren, z. B. welche Gesten mit welcher Bedeutung gezeigt werden, welches Gebärdensystem genutzt wird usw. Bei Bedarf kann diese Erfassung mit Hilfe von Anhang III. C. Vokabularübersicht ergänzt werden. Sollten Sie Verhaltensweisen beobachten, die hier nicht gelistet sind, ergänzen Sie diese mit einer entsprechenden Notiz.
Durch die detaillierte Auflistung der vielfältigen möglichen Kommunikationsformen wollen wir anregen, die verschiedenen Verhaltensweisen gerade auch bei Menschen mit schweren geistigen und komplexen Beeinträchtigungen genauer zu beobachten und als Mitteilungsmodi zu erkennen. Auf diese Weise eröffnen sich Zugänge zu Menschen, die man zunächst nicht ahnt. So entdeckten wir z. B. in einer Beratungssituation mit einer schwerst geistig und mehrfach beeinträchtigten Person, zu der es keinen Zugang zu geben schien, dass sich ihre Herzfrequenz und Atemfrequenz bei bestimmten Musikangeboten deutlich veränderten.

Unter 3.2, 3.3 und 3.4 wird die Nutzung nicht elektronischer Hilfen, elektronischer Hilfen sowie deren Ansteuerung abgefragt. Auch hier bietet der OLI für UK Platz für konkretisierende Notizen zu den jeweils genutzten Kommunikationsformen.
Bei 3.2. – nicht elektronische Kommunikationshilfen – schien es uns zudem bedeutsam, deutlich zu unterscheiden zwischen der Symbolform (Objekte, Fotos, Bildsymbole, Schrift) und dem Darstellungsmittel (Einzelkarte, Tafel, Mappe, Sonstiges), um der großen Bandbreite der Einsatzmöglichkeiten gerecht zu werden.

Im Anschluss an die Erfassung der genutzten Kommunikationsformen können Sie mit Frage 3.5 erheben, wie komplex sich die Person bereits mitzuteilen vermag, ob mit einzelnen Begriffen – dies kann auch ein Gegenstand sein –, ob mit Zwei-Wort-Sätzen z. B. durch Zeigen auf zwei Symbole oder Drücken von zwei Begriffen auf einem Sprachcomputer, oder ob mit Mehrwortsätzen. Dies lässt zugleich erkennen, wieweit bereits Grammatik verwendet wird. Diese Frage macht nur dann Sinn zu bearbeiten, wenn sich zuvor zeigte, dass die Person bereits symbolisch kommuniziert.

Unter 3.6 und 3.7 finden Sie zwei Tabellen. Die Tabellen sind inhaltlich identisch. Wir haben Sie zweimal in den OLI für UK aufgenommen, damit Sie ein Exemplar z. B. der befragten Bezugsperson vorlegen können, damit sie dem Gespräch besser folgen kann (3.6), und ein Exemplar für sich als Berater zum Ausfüllen bzw. Ankreuzen nutzen (3.7).
In der linken Spalte von oben nach unten finden Sie die verschiedenen Kommunikationsfunktionen gelistet. Auch hier versuchen wir der großen Bandbreite an Nutzern der UK gerecht zu werden und auch jene differenziert in den Blick zu nehmen, die nach Weid-Goldschmidt (2013) den ersten beiden Gruppen angehören (siehe oben). Es beginnt daher mit sehr basalen Funktionen (vergleiche auch Kapitel zur Kognition) wie Aufmerksamkeit zeigen, auf sich aufmerksam machen oder soziale Nähe herstellen und reicht bis hin zu differenzierten Gesprächsfunktionen wie erzählen, fragen, bitten, plaudern, scherzen.
Von links nach rechts finden Sie die Kommunikationsformen, die zuvor in 3.1-3.3 unabhängig von Funktionen abgefragt wurden.
Mit dieser Tabelle können Sie sehr differenziert die Art der Kommunikation in verschiedenen Situationen erfassen. Sie erwies sich für unsere Beratung als sehr hilfreich. Immer wieder erleben wir in Beratungssituationen, dass die Personen für verschiedene Funktionen verschiedene Formen der Kommunikation einsetzen. Diese „Multimodalität", also Nutzung mehrerer Kommunikationsformen, ist gewünscht und hilfreich und erhöht oft die Wirksamkeit. Gerade bei Menschen mit sehr eingeschränkten kommunikativen Möglichkeiten zeigt sich hier, dass doch mehr an Kommunikation stattfindet als zunächst vermutet. Bei Menschen der dritten Gruppe nach Weid-Goldschmidt, die schon verschiedene Modi nutzen, können diese differenzierter erfasst und gezielter genutzt und erweitert werden.
Sollte sich unter den Fragen 3.1-3.3 gezeigt haben, dass nur bestimmte Kommunikationsformen genutzt werden, können Sie sich bei der Tabelle unter 3.6 und 3.7 auf diese Formen konzentrieren und die anderen frei lassen oder durchstreichen.
Mit dem Bearbeiten der Tabelle wird häufig schon deutlich, was unter 3.8 und 3.9 explizit abgefragt wird. Wie flexibel nutzt die Person womöglich mehrere Kommunikationsformen und -mittel? Wie gut wird sie damit verstanden? Was macht die Person, wenn sie mit ihrem Kommunikationsversuch nicht verstanden wird? Setzt sie dann andere Kommunikationsformen und -mittel ein?
Sofern es hier Regelmäßigkeiten gibt, können Sie diese im freien Raum zu dieser Frage notieren. Zum Beispiel gibt es Personen mit schwer verständlicher Lautsprache, die zunächst versuchen sich damit zu verständigen, und erst dann auf ihre elektronische Kommunikationshilfe zurückgreifen, wenn es nicht anders geht (Gruppe 3-4 nach Weid-Goldschmidt). Es gibt auch Menschen, die herausfordernde Verhaltensweisen zeigen, wenn sie nicht wahrgenommen oder verstanden werden. Im Grunde ist auch dies eine Variation von Kommunikation. Es ist jedoch nicht so leicht, das Verhalten als Kommunikation zu erkennen. Um dies zu entschlüsseln, kann ggf. die Ergänzung III. D. (Strukturierte Verhaltensbeobachtung) helfen. Mehr dazu finden Sie auch in den Fragen 8.6 und 8.7 zum Bereich „Emotionale und psychosoziale Aspekte".

Zuletzt werden mit Frage 3.10 die Gesprächsführungskompetenzen zur Dialoggestaltung erfasst. Für sprechende Menschen scheint es selbstverständlich, ein Gespräch beginnen, aufrechterhalten und beenden zu können, oder im Gespräch Kommentare zu geben, ein Thema zu bestimmen oder einen Sprecherwechsel (turn-taking) zu gestalten. Für Menschen mit komplexen Kommunikationsbeeinträchtigungen sind diese einzelnen Kompetenzen nicht selbstverständlich. Zuweilen werden sie auch durch die Besonderheiten der Unterstützten Kommunikation (Braun 1994; Braun / Orth, 2008; Wachsmuth 2001; 2003; 2006) bzw. das soziale Umfeld erschwert. Es ist daher sehr wichtig, diese Kompetenzen im Einzelnen zu erfassen und sich als Bezugsperson dabei zu reflektieren.
Da wir versuchen alle Gruppen der Unterstützten Kommunikation nach Weid-Goldschmidt (2013) zu berücksichtigen – einschließlich jener, die sich auf einer frühen präintentionalen, präsymbolischen Kommunikationsstufe bewegen –, war es uns an dieser Stelle wichtig, das Thema turn-taking entsprechend in vier Stufen zu differenzieren, denn auch ohne Symbolik findet turn-taking z. B. als Lautdialog bereits statt.
Weitere Aspekte der Kommunikation werden in Kapitel 7 des OLI für UK „Rezeptive Sprache / Sprachverstehen" erhoben.

5.3.2 Wahrnehmung

Zielsetzung:
Das Unterkapitel „Wahrnehmung" ermöglicht die Erhebung wichtiger Hinweise für die Auswahl und das Angebot der Aktivitäten in der Exploration. Bekannte Einschränkungen z. B. des Sehens sensibilisieren im Vorfeld der Exploration für ggf. notwendige Adaptionen der Materialien und einen erhöhten Aufmerksamkeitsfokus für Aspekte des funktionalen Sehens. Deutliche Einschränkungen in der auditiven Modalität erfordern in der Exploration i.d.R. einen spezifischen, multimodalen Input (Gebärden, Visualisierung), um das Sprachverstehen zu erleichtern und/oder das Situationsverstehen und die Vermittlung von kleinen Aufträgen kompensatorisch zu unterstützen.

Erläuterungen:
Die Fähigkeit zur Wahrnehmung über die Sinne ist eine sehr „grundlegende, also basale Möglichkeit der aktiven Aneignung" (Terfloth / Bauersfeld 2019, 108), über die der Mensch von Beginn seines Lebens an verfügt. Insbesondere für Personen mit schweren kognitiven Beeinträchtigungen (Gruppe 1+2 nach Weid-Goldschmidt 2013) sind die basal-perzeptiven Fähigkeiten der erste und manchmal einzige Zugang zur Welt der Dinge, zur Welt der Menschen und zum Lernen (Terfloth / Bauersfeld 2019; Fröhlich 2015; Mohr et al. 2019). Interaktionsprozesse in den frühen Phasen der Entwicklung beruhen auf der wechselseitigen Wahrnehmung, der Kontaktaufnahme über die Sinne und die wechselseitige Beeinflussung der Kommunikationspartner (Fröhlich / Simon 2008). Die Person zeigt ein Verhalten, das von der Umwelt wahrgenommen und als bedeutungstragendes Signal

interpretiert wird. Durch das Wahrnehmen und Interpretieren, Agieren und Reagieren, handeln die Kommunikationspartner quasi miteinander aus, was die Person mitteilen möchte. Auf diesem Wege entwickelt sich Kommunikation (Hennig 2017b).

Kommunikation findet auch über etwas, über die Welt der Dinge und (erfahrungsbasierte) Vorstellungen statt. Eindrücke und Empfindungen, die über die Körperwahrnehmung, insbesondere über die den taktil-propriozeptiven Sinn vermittelt werden, sind darüber hinaus auch verbunden mit Bewertungen, d. h. emotionalen Reaktionen (angenehm / unangenehm / neutral). Sie haben Einfluss auf den Kontakt mit der Umwelt und die Entwicklung der Selbstwahrnehmung (Kesper / Hottinger 2021). Für die Entwicklung eines partnergerichteten Verhaltens in der Interaktion und Angebote der Kommunikation „über etwas" ist es sehr entscheidend, einen Zugang zu eröffnen, der möglichst motivierend ist und am zuverlässigsten die Aufmerksamkeit und das Interesse einer Person weckt. Bekannte Überempfindlichkeiten oder Abneigungen in den basalen Wahrnehmungsbereichen (vertiefend bei Kesper / Hottinger 2021; Fröhlich 2015; Mohr et al. 2019) geben Hinweise darauf, welche Angebote für die Exploration weniger geeignet sind oder aber gezielt als Kontrastangebot bei der behutsamen Provokation von Auswahlmöglichkeiten zum Einsatz kommen können. Kenntnisse über individuelle Toleranzschwellen geben wichtige Vorinformationen zur Gestaltung der Angebote und Hinweise auf mögliche Risiken der Unter- oder Überforderung durch bestehende Über- oder Unterempfindlichkeit in den Wahrnehmungsbereichen (Fröhlich 2015; Mohr et al. 2019; Wiebel-Engelbrecht 2001).

Die nachfolgende Tabelle zeigt wichtige Aspekte der basalen Wahrnehmungsbereiche auf und benennt Beispiele für Über- und Unterempfindlichkeiten. Auf der Rückkopplung zwischen Wahrnehmung und Bewegung aufbauende Bereiche sind u.a. die Tonusregulation, die Handlungsfähigkeit und Entwicklung eines Körperschemas, kurzum die psychomotorische Entwicklung eines Menschen (Hachmeister 2006).

Wahrnehmungsbereich	**Definitionen und Beispiele (gekennzeichnete Begriffe nach Kesper / Hottinger 2021)**	**Hinweise auf Über- oder Unterempfindlichkeit in den Wahrnehmungsbereichen**
Kinästhetische oder propriozeptive Wahrnehmung, sog. Bewegungssinn oder Tiefenwahrnehmung	– „Die Wahrnehmung der Lageveränderung von Gelenken und Tonusveränderung bei Beugung, Streckung und Drehung“ – „Die Wahrnehmung des Muskeltonus“ – „Die Wahrnehmung der Stellung im Raum und die Veränderungen der Körperhaltung“ – Wahrnehmung von Schwingungen / Vibrationen – Abgestimmte Dosierung von Kraftaufwand und Tonus bei motorischen Handlungen (z. B. greifen, drücken)	Überempfindlichkeit: – Die Person lehnt Angebote der Tiefenstimulation ab (z. B. Vibration). Unterempfindlichkeit: – Die Person benötigt eine intensive Ansprache und Anregung über die körpernahen Sinne, um sich selbst zu spüren und in einen für die Kommunikation wachen, aufmerksamen Verhaltenszustand zu kommen. – Die Person kann Kraftaufwand und Tonus beim Greifen oder anderen Handlungen nicht differenziert koordinieren.
Taktile Wahrnehmung, sog. Berührungssinn; Differenzierung in: ▪ somatisch (Hautoberfläche) ▪ haptisch (über die Hände) ▪ oral (über den Mund)	– „Genaue Lokalisation und Diskrimination von Reizen auf der Haut“ (Druck, Temperatur, Oberflächenbeschaffenheit) – „Daraus resultierend das Wissen um Ausdehnung und Grenzen des Körpers“ – Wahrnehmung und Differenzierung von Schmerzen	– Berührungen müssen eindeutig sein! Die Person reagiert irritiert auf flüchtig-diffuse Körperkontakte. – Die Person genießt Berührungen, Massagen, erkundet Materialien aktiv mit den Händen. – Die Person bevorzugt oder meidet die taktile Erkundung bestimmter Oberflächen, Formen oder Materialkonsistenzen. – Die Person hat ein herabgesetztes Schmerzempfinden.

Vestibuläre Wahrnehmung, sog. Gleichgewichtssinn	– „Gleichgewicht verbunden mit auditiver und visueller Wahrnehmung“ – „Wahrnehmung von Geschwindigkeits- und Richtungsänderungen“ – „Stellungsintegration und Augenmuskelkontrolle“ – Reaktionen auf Bewegungen und bewegt Werden, z. B. Schaukeln, Drehen, Hüpfen	– Die Person zeigt Unsicherheit und Tonuserhöhung bei Lagewechseln. – Der Person wird übel beim Schaukeln. – Die Person sucht und genießt intensive vestibuläre Anregungen.

Tab. 1: Basal-perzeptive Wahrnehmungsbereiche (in Anlehnung an Hachmeister 2006; Kesper/Hottinger 2021; u.a. basierend auf Ayres 1984; 2016)

Auffälligkeiten in den Wahrnehmungsbereichen können sich bei Gruppe 1 und 2 (Weid-Goldschmidt 2013) des Weiteren in einer verzögerten Reaktionszeit oder begrenzten Kapazitäten der Verarbeitung von (multisensorischen) Eindrücken zeigen. Die Person benötigt in diesen Fällen in der Exploration einen gut strukturierten, schrittweisen Input an Sinnesanregungen. Sie braucht ausreichend Zeit zur Orientierung in der Situation, Zeit für die Initiative von Kommunikationsbeiträgen und Reaktionen auf Angebote sowie eingeplante Zeiten für Pausen zur Verarbeitung der (neuen) Eindrücke (Weisz et al. 2003; in der Zusammenfassung verschiedener Autoren Hennig 2017a; 2017b).

Das Erfassen von anamnestischen Informationen zum Sehen und zum Hören ist für alle Zielgruppen bedeutsam, da Sinnesbeeinträchtigungen in der Kombination mit kognitiven Beeinträchtigungen überdurchschnittlich häufig auftreten. In Gruppe 1 sind nach Studienlage sogar 60-80% aller Personen von Beeinträchtigungen des Sehens und zwischen ca. 10 und 35% von Beeinträchtigungen des Hörens betroffen (Henriksen/Laemers 2021; in der Zusammenfassung mehrerer Studien Hennig-Mouihate 2003).

Die Ursachen für diese Sinnesbeeinträchtigungen können organischer Art sein, in Anlehnung an die ICF (DIMDI 2005) als Schädigung der körperlichen Struktur und Funktion des Sinnesorganes. Bei Personen mit einer geistigen Beeinträchtigung oder im Kontext einer komplexen Beeinträchtigung kann die Ursache jedoch auch auf eine prä-, peri- oder postnatale Schädigung des Zentralnervensystems zurückzuführen sein. In diesem Falle spricht man von zentralen oder zerebralen Beeinträchtigungen des Sehens oder Hörens (Walthes 2014).
Für die Einschätzung und Beurteilung des Sehens sollte sich nicht nur auf Angaben zur Sehschärfe, evtl. Angaben zum Gesichtsfeld oder andere Angaben eines augenärztlichen Gutachtens beschränkt werden. Statistisch wertvolle Informationen sind u.U. wenig aus-

sagekräftig im Hinblick darauf, wie das Kind seine verbliebenen Sehfähigkeiten im Alltag einsetzt und nutzt. Sinnvoller sind Beschreibungen der Bezugspersonen, die sich auf die Funktionen des Sehens in der Nähe, das Sehen in der Ferne, das Sehen für die Kommunikation sowie die Orientierung und Mobilität beziehen (Walthes 2014 in Anlehnung an Hyvärinnen 2001). Eine Person mit 10% der Sehkraft kann ihre Fähigkeiten unter der Voraussetzung von Vergrößerung, Kontrast und Farbe u.U. funktional gut für die Orientierung im Klassenraum und am Arbeitsplatz nutzen und davon profitieren, während eine andere Person mit diagnostizierten 40% der Sehkraft unter gleichen Bedingungen den taktilen Sinn zur Orientierung bevorzugt. Für den Kontext der UK sind diese Informationen sehr wichtig, da beim Gebrauch von Hilfsmitteln in vielen Fällen visuell-basale Leistungen und höhere Funktionen des Sehens (z. B. Figur-Grund-Wahrnehmung, Formerkennung) vorausgesetzt werden. Ggf. müssen z. B. Schrift- oder Bildgröße oder deren Positionierung angepasst werden oder weitere taktile oder auditive Hilfen angeboten werden. Hinweise für systematische und vertiefende Gesprächsleitfäden zu diesen und weiteren Teilbereichen bei bestehenden Auffälligkeiten finden sich bei Henriksen und Laemers (2021). Je nach Ausmaß der Sehbeeinträchtigung müssen auch Strategien aus dem Bereich der Pädagogik und Didaktik für Menschen mit Sehschädigung, Blindheit oder Hörsehschädigung in Betracht gezogen werden z. B. Grundprinzipien des taktilen Gebärdens, Einsatz von Bezugsobjekten oder anderen taktilen Hinweiszeichen, Low Vision Adaptionen oder auditives Scanning (Walthes 2014; Tanne 2011).

Bei Hörbeeinträchtigungen gilt gleichermaßen, dass diese unterschiedliche Ursachen haben und sowohl das organische als auch funktionelle Hören betreffen können. Einschränkungen im Hören werden insbesondere bei Menschen mit geistigen Beeinträchtigungen häufig nicht oder erst sehr spät wahrgenommen, und selbst dann nicht immer angemessen behandelt. Sollte eine Person daher nicht, verzögert oder nicht angemessen z. B. mit Verhaltensauffälligkeiten auf auditive Impulse oder Aufforderungen reagieren, gilt es unbedingt die Hörfähigkeit auf allen Ebenen genau zu überprüfen. Berichte z. B. von wiederholten Mittelohrentzündungen sollten als wichtiger Hinweis verstanden werden, das Hören genauer in den Blick zu nehmen, und aktuelle Untersuchungen einzufordern, die nicht länger als ein Jahr zurückliegen.
Im Umgang mit Hörbeeinträchtigungen ist ein geeigneter Input der Kommunikationspartner entscheidend, um die Person in ihrer Sprachentwicklung und im Sprachverstehen zu unterstützen. Dies beginnt mit der visuellen Unterstützung, um Anforderungen an die Person in der Exploration verständlich zu vermitteln. Zu diesen Strategien zählen die Gebärdenunterstützung der gesprochenen Sprache sowie Aspekte der Visualisierung mit Gegenständen, Fotos, Bildern und/oder Schrift.

Insbesondere bei Kindern, die sich noch in einem Entwicklungsprozess befinden, sowie bei Personen im höheren Alter sollte also in jedem Fall geklärt werden, ob und wann das letzte Mal eine Überprüfung des Sehens oder Hörens stattgefunden hat. Dies gilt ebenso bei vorliegender Diagnose eines bestimmten Syndrombildes mit erwartbarem progredientem Verlauf. In diesen Fällen sollten Adressen von Orthoptisten oder Spezialambulanzen der (Päd.-)Audiologie vermittelt werden.

5.3.3 Motorik

Zielsetzung:
Die motorischen Fähigkeiten sind ausschlaggebend, um Kommunikationshilfen zu nutzen oder über den Körper einschließlich der Nutzung von Gebärden zu kommunizieren. Die Erhebung der motorischen Fähigkeiten ist daher von großer Relevanz für die weitere Exploration und mögliche Empfehlung von Strategien und Mitteln der Unterstützten Kommunikation.
Aus den erhobenen Aspekten zur Motorik sollen Schlussfolgerungen für die weitere differenzierende Exploration abgeleitet werden. Dazu zählt zum Beispiel, ob direkte Verfahren des Zeigens auf einer Kommunikationstafel oder der Ansteuerung einer elektronischen Kommunikationshilfe in Frage kommen oder ob auch indirekte Strategien wie Partner- oder Tastenscanning in Betracht gezogen werden müssen. Des Weiteren wird geklärt, in welchen Situationen und Positionen die Person auf motorische Unterstützung in der Kommunikation angewiesen ist.
Über die Fragen im OLI für UK erhält man so erste Hinweise darauf, welche Hilfsmittel im Hinblick auf Robustheit, Gewicht und Handhabung für den mobilen Gebrauch geeignet sind oder nicht.

Erläuterungen:
Die Aspekte zur Motorik und Mobilität für die Kommunikation sind insbesondere dann wichtig, wenn Einschränkungen der Bewegungsfähigkeit und/oder der körperlichen Funktionen vorliegen.

Es werden daher im ersten Schritt grobmotorische Grundfunktionen wie das Liegen, Sitzen, Stehen und sich Fortbewegen mit seinen jeweiligen Besonderheiten erfasst. Ist es offensichtlich, dass die Person laufen kann und auch die feinmotorischen Fähigkeiten nicht beeinträchtigt sind, so ist es ausreichend, diesen Bereich der Mobilität (OLI Kapitel 5.1) kurz abzufragen.

Bei Personen mit umfassenden Bewegungseinschränkungen ist es wichtig, im Alltag häufige und gewohnheitsmäßige Positionierungen zur Handhabung in der Anamnese zu erfragen und in der Exploration möglichst auch zu erproben (Kapitel 5.2). So kann es zum Beispiel sein, dass die Eltern eines Kindes angeben, dass der mitgebrachte Rollstuhl nicht der üblichen Positionierung entspricht, sondern dass sich das Kind zum Spielen viel am Boden bewegt, in der Schule einen Elektrorollstuhl nutzt, 3x pro Woche im Morgenkreis im Stehbrett steht und zu Hause eine eigens angepasste Sitzschale hat. Bei fragiler gesundheitlicher Situation ist es auch erforderlich, Strategien der Nutzung von UK-Hilfen in liegender Position zu erproben, z. B. wenn die Person tagsüber Phasen im Pflegebett verbringt, die nicht ausschließlich als Ruhezeit dienen. Ziel der UK ist es, dass Kommunikation in jeder Situation effektiv und mit möglichst wenig Anstrengung praktikabel ist (Dustin et al. 2015). Eine Bedienung im Touchmodus, die in sitzender Position gut funktioniert, unterliegt im Liegen jedoch u.U. Einschränkungen. Entsprechend der im OLI für UK erhobenen Informationen sind bei der Beantragung einer elektronischen Kommunikationshilfe auch geeignete Adaptionshilfen zur Befestigung und Positionierung zu berücksichtigen.

Für eine gezielte Bedienung einer Kommunikationshilfe oder der Nutzung von Gebärden ist insbesondere die Auge-Hand-Koordination von ausschlaggebender Bedeutung (Kapitel 5.3). Aber auch darüber hinaus reichende Möglichkeiten einer gezielten Mitteilung über den Körper sollten beachtet werden. Eine Voraussetzung für die Beratung mit Blick auf diese Kommunikationsformen ist es daher, dass die beratenden Personen die unterschiedlichen Arten der Ansteuerung gut kennen und selbst praktische Erfahrung in der Erprobung haben, damit sie deren Eignung adäquat einschätzen können. Beispiele für Formen der Ansteuerung sind bei elektronischen Hilfen der Touchmodus zur Bedienung von Einzeltasten oder Feldern auf Kommunikationsoberflächen, der Touchmodus mit Touchscreen (ggf. mit Fingerführungsraster oder Zeigestift), das Ein- und Zweitastenscanning, die Kopfsteuerung, die Augensteuerung sowie unterschiedliche Arten der Maussteuerung im Dwellmodus (z. B. über einen Joystick, ein Minitouchpad oder andere Formen von Maussimulatoren) oder spezifische Eingabehilfen wie z. B. Klein- oder Großfeldtastaturen (Dustin et al. 2015). Bei Strategien der partnergestützten Kommunikation mit nichtelektronischen Hilfsmitteln oder mit Hilfe eines Partners spielen das gezielte Zeigen, das Geben oder ggf. das Blickscanning und Kodierungsstrategien eine Rolle, die ebenfalls motorische Fähigkeiten voraussetzen (Hüning-Meier / Bollmeyer 2012; Bollmeyer et al. 2008). Für die Ansteuerung einer Kommunikationshilfe mit Tasten können diese auch mit anderen Körperteilen als der Hand bedient werden. Des Weiteren gibt es neben Tasten in unterschiedlicher Form, Größe und Druckempfindlichkeit eine Vielzahl von weiteren Sensoren, die die Bedienung bei schwersten motorischen Beeinträchtigungen ggf. vereinfachen (z. B. Berührungssensoren, Näherungssensoren, Lagesensoren, Akustiksensoren, Muskelspannungssensoren, IR-Module, BCI) (Dustin et al. 2015). In diesen Spezialfällen empfiehlt sich die Kooperation mit Hilfsmittelanbietern, die i.d.R. ein breit aufgestelltes Sortiment von Tastern und Sensoren vorhalten können.

Bei (beginnenden) Schluckstörungen, einem vorhandenen Tracheostoma oder einer invasiven Beatmung sollte sich in der Anamnese nach der Prognose erkundigt werden (Kapitel 5.4). Eine fortschreitende Erkrankung führt zu zunehmenden restriktiven Bedingungen der Motorik und der Kommunikation. In anderen Fällen sind auch ein rehabilita-

tiver Prozess mit mittel- oder langfristiger Verbesserung der Atemwegssituation und die Option der Wiedererlangung des Sprechens denkbar.
Starker Speichelfluss hat Auswirkungen auf hygienische Aspekte der Explorationsplanung. Auch bei der Beantragung von Hilfsmitteln und Zubehör sollte darauf geachtet werden, dass diese entsprechend feuchtigkeitsresistent und problemlos desinfizierbar sind.

In der Anamnese können somit lediglich erste Ideen für spezifische Formen der direkten oder indirekten Ansteuerung entwickelt werden, die beim zweiten Termin praktisch erprobt werden. Es ist jedoch sehr hilfreich, wenn beim Anamnese-Termin bereits ein erster Eindruck von der Person und ihren motorischen Möglichkeiten gewonnen werden kann, um die Exploration gut vorbereiten zu können.

5.3.4 Kognition

Zielsetzung:
Dem Entwicklungsbereich der Kognition wird im OLI für UK besondere Aufmerksamkeit gewidmet. Dies geschieht vornehmlich aus zwei Gründen. Zum einen müssen Menschen mit CCN immer wieder die Erfahrung machen, dass sie allein aufgrund der Tatsache, dass sie nicht sprechen können, dem Förderschwerpunkt geistige Entwicklung zugeordnet werden. Intelligenzdiagnostik stößt bei erheblichen motorischen Beeinträchtigungen leider noch immer an ihre Grenzen und führt so zum Teil zu Fehleinschätzungen. Zum anderen hat der OLI für UK das Ziel ein Inventar zu sein, das insbesondere die Fähigkeiten und Barrieren von Menschen mit (schwerer) geistiger Beeinträchtigung in der Kommunikation differenziert erfasst. So widmen wir uns in besonderer Weise den Menschen, die nach Weid-Goldschmidt den Zielgruppen 1 und 2 zugeordnet werden. Bei Personen der Gruppe 1 „handelt es sich um Menschen, die über nicht-intentionale Vorläuferfähigkeiten kommunikativ-sprachlicher Kompetenzen verfügen und bei denen der Dialog in erster Linie über die körpernahen Sinne möglich ist“ (Weid-Goldschmidt 2013, 12). Bis in die heutige Zeit hinein werden diese Menschen immer wieder nicht als potentielle Kommunikationspartner wahrgenommen (Erdélyi / Thümmel 2018). Umso bedeutsamer sind die Arbeiten von Fröhlich (2015), Mohr et al. (2019), Hennig (2017a), Mall (2008) und Weid-Goldschmidt (2013), die zeigen, wie wichtig die frühe Kommunikationsförderung für das menschliche Miteinander, die Entwicklung und die Möglichkeiten der Partizipation sind. Zur Zielgruppe 2 zählen jene Menschen, bei denen schon grundlegende Vorläuferfähigkeiten der Kommunikation vorhanden sind, die auch schon intentional handeln, jedoch noch nicht auf der symbolischen Ebene sicher kommunizieren (Weid-Goldschmidt 2013). Bei ihnen wird mit Hilfe der UK-Förderung die Kommunikation über Objekte, Fotos, Bilder, Piktogramme oder Gebärden angebahnt, d. h. hier wird die Basis geschaffen, die oben genannten Mittel als Kommunikationsmedium zu nutzen. Eine komplexere Nutzung wie z. B. zur Satzbildung erfolgt in der Regel erst bei Personen ab der Zielgruppe 3.

Erläuterungen:
Die Fragen zur Kognition erlauben eine recht klare Zuordnung zu den Zielgruppen der Unterstützten Kommunikation nach Weid-Goldschmidt (2013), die neben Hilfen zur Diagnostik auch Hinweise zu entsprechenden Fördermaßnahmen gibt.
Sie orientieren sich an den umfänglichen Erkenntnissen aus der Entwicklungs- und Lernpsychologie und Didaktik (s.u.) und bilden die Basis für die nachfolgend zu erhebenden Funktionsbereiche.
Bei Personen, bei denen die Erstinformationen bereits auf ausdifferenzierte kognitive Funktionen hinweisen, können die ersten Fragen weggelassen werden. Umgekehrt kann bei Personen mit komplexen Beeinträchtigungen vorzeitig abgebrochen werden. Da in diesem Kapitel des OLI für UK eine große Spannbreite abgedeckt werden soll, macht es Sinn, die Vorinformationen mit den einzelnen Fragen im Vorfeld abzugleichen und nicht relevante Bereiche zu streichen (mit der Offenheit, ggf. doch weiter zu blicken, wenn die Anamnese neue Erkenntnisse bringt).

Die ersten Fragen unter 6.1 liefern uns Informationen zur Wachheit und Aufmerksamkeit der Person. Ist sie wach und ansprechbar, wie lange, wie häufig sind Pausen nötig, wie kann man die Aufmerksamkeit aufrecht erhalten usw. Dies sind Fragen, die sowohl für die Gestaltung der explorativen Diagnostik bedeutsam sind als auch für die Gestaltung von Fördereinheiten. Idealerweise findet die Diagnostik zum Zeitpunkt der maximalen Aufmerksamkeit statt.

Unter 6.2 wird der Umgang mit Objekten erfragt. Zunächst stellt sich die Frage, ob sich die Person schon für Objekte interessiert. In der regelhaften Entwicklung beginnt das Interesse an Objekten etwa mit drei Monaten (Elsner / Pauen 2012). Menschen mit schwerster geistiger oder komplexer Beeinträchtigung zeigen an Objekten mitunter noch kein Interesse. Menschen, die eine schwere körperlich-motorische Beeinträchtigung haben, können möglicherweise nur über Blicke zeigen, dass sie sich für etwas interessieren – was leicht übersehen wird. Eine genaue Beobachtung der auf Objekte gerichteten Aufmerksamkeit und des Blickverhaltens sind daher von größter Bedeutung. Aber auch die Art, wie mit Gegenständen operiert wird, gibt Hinweise auf den aktuellen Stand der kognitiven Entwicklung.
Die Fragen nach dem Ursache-Wirkungsverständnis, nach der Antizipation, nach funktionalen Handlungen und symbolischem Spiel geben zum einen Aufschluss über Entwicklungsphasen (Lohaus / Vierhaus 2019; Elsner / Pauen 2018; Renner 2008), liefern zum anderen aber auch Hinweise darauf, wie motivierende Diagnostik- und Fördersituationen gestaltet werden können. Bei Menschen mit Autismus-Spektrum-Störungen kann symbolisches Spiel in der Regel nicht beobachtet werden.

Es folgen die Fragen zur sozial-kognitiven Entwicklung (Kapitel 6.3). Bei den Aspekten dieses Fragenblocks ist bei Menschen mit Autismus-Spektrum-Störungen damit zu rechnen, dass diese Leistungen womöglich nur eingeschränkt beobachtet werden können.
Die erste Frage bezieht sich auf die Fähigkeit der Imitation. Die Nachahmung von Gesichtsausdrücken gelingt schon wenige Tage alten Säuglingen. Dies wird allerdings der Mimikry zugeordnet, welche sich im Alter von ca. 3-4 Lebensmonaten wieder verliert. Die bewusste Nachahmung (Laute, Handlungen) gelingt Kindern ohne Beeinträchtigungen gegen Ende des ersten Lebensjahres (Elsner / Pauen 2018; Rakoczy / Haun 2018). Neben der Aufmerksamkeit ist Imitation ein wesentlicher Aspekt des Lernens, sowohl hinsichtlich der Aneignung von Fähigkeiten als auch sozialer Regeln und Strukturen.
Eine erste Idee von Einflussnahme auf andere Menschen entwickelt sich bei Kindern schon in der Phase der frühen vorsprachlichen Dialoge. Mit zunehmender Intentionalität versuchen Kinder, diese Einflussnahme gezielter zu gestalten z. B. durch Zeigegesten. Der referenzielle Blick beginnt sich in der Regel ab dem 4. Lebensmonat zu entwickeln. Das Kind kann dem Blick der Bezugsperson teilweise schon folgen, allerdings kann es seine Aufmerksamkeit entweder nur der Bezugsperson oder dem Gegenstand zuwenden. Die Triangulierung, bei welcher das Kind mit Hilfe des Blickes die Aufmerksamkeit des Erwachsenen auf einen Gegenstand lenken kann und zwischen der Aufmerksamkeit zum Gegenstand und der Aufmerksamkeit zum Interaktionspartner wechseln kann, zeigt sich erst später, zumeist ab einem Lebensalter von neun Monaten. Auch das bewusste Folgen eines Blickes oder der Zeigegeste gelingt in diesem Alter (Elsner / Pauen 2018).
Nutzt die Person schon ein Objekt, um auf etwas aufmerksam zu machen oder etwas mitzuteilen, hat sie die Symbolhaftigkeit der Sprache verstanden und versucht selber mit Hilfe von Symbolen etwas mitzuteilen. Bei Weid-Goldschmidt (2013) ist dies ein weiteres Unterscheidungskriterium zwischen den Zielgruppen 2 und 3. Bei Kindern mit regelhafter Entwicklung ist diese Fähigkeit gegen Ende des ersten Lebensjahres zu beobachten (Elsner / Pauen 2018; Szagun 2019; Papousek 2001).
Die letzten drei Fragen beziehen sich auf das Regelverständnis der Person. Zunächst geht es darum, ob die Person Regeln kennt und auch versteht. Dabei gibt es verschiedene Arten von Regeln z. B. Regeln, die klar formuliert werden wie „Du darfst ... nicht“ oder soziale Regeln, die oft nicht ausgesprochen aber gelebt werden und durch Imitation übernommen werden. Gerade letztere werden von Menschen mit Autismus-Spektrum-Störung meist nicht erkannt (Matzies 2014). Für das Verstehen von Regeln müssen ein ausreichendes Situationsverstehen und Sprachverstehen gegeben sein. Das Verstehen von Regeln bedeutet aber nicht, dass diese von der Person auch eingehalten werden können. So kann ein einjähriges Kind, das den Knopf einer Anlage drücken will, zwar verstehen, was die Mutter meint, wenn diese „nein“ sagt. Das Kind wiederholt dies oft auch, drückt den Knopf aber trotzdem, weil der Handlungsimpuls größer als die Hemmung ist. Das Kind kann in diesem Alter seine Handlungen noch nicht hinreichend regulieren (Holodynski / Oerter 2018; Elsner / Pauen 2018). Pitsch und Thümmel (2011) unterteilen den Handlungsprozess in vier Abschnitte: Bedürfnis wahrnehmen (Hunger), Handlung

planen (etwas zu essen suchen), Handlung durchführen (Kekse nehmen und essen) und Handlung evaluieren. Der letzte Schritt wird bei Menschen mit mittelschwerer bis schwerer geistiger Beeinträchtigung zumindest in moralischer Hinsicht häufig nicht geleistet, sondern eher als Bedürfnisbefriedigung (Wohlgefühl durch Sättigung) wahrgenommen. Statt die selbstständige Problemlösefähigkeit positiv zu bewerten, sehen Betreuungspersonen häufig ein Vergehen darin, dass die Kekse ungefragt genommen wurden. Die Reife zu einer moralischen Reflektion ist bei Menschen mit geistiger Beeinträchtigung jedoch oft nicht gegeben. Insofern sie gegeben ist, befindet sie sich in einer frühen Phase der moralischen Entwicklung. So gilt nur das als verboten, wobei man erwischt wird (Nunner-Winkler 2018). An dieser Stelle sei darauf hingewiesen, dass die Handlung anderer Menschen nicht anhand der eigenen kognitiven und moralischen Reife gemessen werden sollte. Menschen mit geistiger Beeinträchtigung werden zuweilen Vergehen wie Lüge, Diebstahl oder Betrug unterstellt, ohne dass sie derartige Handlungen reflektieren können, bzw. sich ihre Wertung zu diesen Dingen auf einem anderen Niveau befindet.

Im nächsten Abschnitt (6.4) geht es um höhere kognitive Funktionen, vor allem um die des Kategorisierens. Aus der Säuglingsforschung ist mittlerweile bekannt, dass Säuglinge als erste Kategorie belebte von unbelebten Objekten unterscheiden können. Die konkrete Differenzierung nach Farben, Formen, Größen usw. beginnt bei manchen Kindern mit zwei Jahren. Die Ausdifferenzierung ist vor allem eine Entwicklungsaufgabe des Kindergarten- und Vorschulalters, die teilweise bis in das Grundschulalter hineinreicht (z. B. das gleichzeitige Sortieren nach zwei Kategorien wie Form und Farbe) (Elsner / Pauen 2018). Für den Bereich der Unterstützten Kommunikation ist die Fähigkeit nach Oberbegriffen ordnen zu können von Wichtigkeit. Sie ist die Voraussetzung dafür, dass die Person bei mehrseitigen Kommunikationsmappen oder auf komplexeren Talkern mit mehreren Ebenen weiß, unter welchem Oberbegriff sie ihre Wörter suchen muss.

Der letzte Fragenkomplex (6.5) widmet sich der Orientierung. Diese Fragen sind insbesondere bei Menschen mit Autismus-Spektrum-Störungen relevant. Diese haben häufig Probleme in der räumlichen und zeitlichen Orientierung sowie bei komplexen Handlungsabläufen. Je nachdem, in welchem Bereich Schwierigkeiten bestehen, kann hier eine Unterstützung mit visuell dargestellten Strukturierungen z. B. nach dem TEACCH-Konzept erfolgen (Häußler 2016). Auch für den Beratungsprozess fördert es die Kooperation der Personen, wenn durch strukturierende Maßnahmen sichtbar gemacht wird, was wann in welchem Umfang gemacht werden soll, wann Pausen sind und wann die explorative Diagnostik beendet ist.

Sollten weitere höhere kognitive Funktionen oder Teilfunktionen überprüft werden, ist auf standardisierte Testverfahren und Screenings zurückzugreifen.

5.3.5 Rezeptive Sprache / Sprachverstehen

Zielsetzung:
Da häufig deutliche Unterschiede zwischen Sprachverstehen und sprachlicher Mitteilung zu beobachten sind, soll dieser Teil des OLI dazu beitragen, das Sprachverstehen dezidiert zu erfassen. Das Sprachverständnis wird im Vergleich zur Sprachproduktion im Bereich von Wissenschaft und Therapie vergleichsweise wenig beachtet. Dennoch liegen Erkenntnisse darüber vor, in welchem Alter Kinder Laute, Worte, Texte usw. diskriminieren, identifizieren und verstehen können (Hachul / Schönauer-Schneider 2019).
Bei Menschen, die nicht oder kaum verbalsprachlich kommunizieren, liegt mitunter eine erhebliche Diskrepanz zwischen dem Sprachverstehen und der Sprachproduktion vor. Für den Bereich der UK ist es daher explizit wichtig zu wissen, welches Sprachverstehen die Zielperson hat, um ein adäquates, d. h. den kognitiven Fähigkeiten entsprechendes Förderangebot zu machen, das weder über- noch unterfordert.

Bei Menschen ohne Beeinträchtigungen ist das Sprachverstehen in der Regel deutlich besser ausgebildet als die Sprachproduktion. So verstehen bereits Kleinkinder, die sich im Spracherwerbsprozess befinden, wesentlich mehr als sie selbst ausdrücken können. Erwachsene machen zuweilen die Erfahrung, dass es ihnen z. B. leichter fällt auf Englisch Filme zu sehen und Bücher zu lesen als selbst Englisch zu sprechen. Nur undeutlich verstandene Sprache wird durch Abgleich mit dem kognitiven Lexikon und Erfahrungswissen sowie Einordnung in den Kontext zeitverzögert doch verstanden.

Bei Menschen mit geistiger Beeinträchtigung ist häufig unklar, auf welchem Stand sich das Sprachverstehen befindet. Auch hier gibt es Personen, deren Sprachverständnis weiter reicht als deren Vermögen sich mitzuteilen.
Oft lassen sich Betreuungspersonen aber auch irreführen, da die Personen mit CCN vermeintlich auf das Gesprochene reagieren. In Wirklichkeit haben sie jedoch die Situation erkannt, in der bestimmte Handlungen immer gleich ablaufen, oder sie haben die begleitenden Gesten erkannt (Bradshaw 1998; Purcel / Mc Conkney / Morris 2000; Smidt et al. 2007; Erdélyi / Mischo 2011).
Des Weiteren gibt es auch Personen mit geistiger Beeinträchtigung, die sich eine funktionale Floskelsprache angeeignet haben (z. B. „Wie geht es Dir?" „Schönes Wochenende!" ...), aufgrund welcher auf ein hohes Sprachverständnis geschlossen wird. Im Alltag zeigt sich dann überraschend, dass selbst einfache Aufforderungen nicht verstanden werden. Dieses Nichtverstehen führt dann zuweilen zu Verhaltensweisen, die nicht in ihrer kommunikativen Bedeutung, sondern als Störung wahrgenommen werden. Mit einer differenzierten Erhebung der rezeptiven Sprache sollen Fehleinschätzungen dieser Art und deren Folgen vermieden werden.

Erläuterungen:
Im Fragebogen wird ähnlich wie im Bereich Kognition (Kapitel 6) sehr differenziert von basalen Funktionen bis hin zu umfänglichem Sprachverstehen versucht die jeweiligen Fähigkeiten zu erfassen. Auch hier gilt, dass je nach Erstinformation Fragenbereiche ausgelassen werden können.

Als ersten Schritt wird danach gefragt, ob die Person auf Ansprache reagiert (7.1). Menschen mit komplexer Beeinträchtigung reagieren z. B. mitunter nicht darauf, da Sprache komplex und abstrakt ist, und darum keine Bedeutsamkeit für sie hat (Fröhlich 2015; Mohr et al. 2019; Weid-Goldschmidt 2013). Eine Reaktion kann hingegen erwirkt werden, wenn eine Bezugsperson z. B. singt (Meyer 2016; Sallat 2017; Theilen 2015). Menschen mit Autismus-Spektrum-Störungen erfassen womöglich die soziale Funktion von Sprache (noch) nicht und reagieren deshalb nicht darauf (Bölte 2009; Snippe 2019). Kleine Kinder, teilweise aber auch erwachsene Menschen mit geistiger Beeinträchtigung, reagieren zuweilen verzögert auf Ansprache, da sie eine verlängerte Verarbeitungszeit haben (Senkel 2015; Aktas 2012, 2017).

Die zweite Frage lautet: „Reagiert die Person auf ihren Namen?“ (7.2). Hier erheben wir, ob die Person ein Bewusstsein dafür hat, dass sie einen eigenen Namen hat (Dietrich / Gerwien 2017).

Unter 7.3 wird gefragt, auf welcher Abstraktionsstufe Sprache verstanden wird. Personen, die sich an Schlüsselwörtern orientieren, verstehen von einem gesprochenen Satz etwa ein bis zwei Wörter. Aus der aktuellen Situation (Situationsverstehen) schließen sie im Zusammenhang mit diesen Wörtern, was die sprechende Person wohl gemeint haben könnte (Hachul / Schönauer-Schneider 2019).

Leichte Sprache (7.4) meint hier, dass Aussagen in der Regel in maximal Vier-Wort-Sätzen auf einfache Art und Weise ausgedrückt werden. Hier ist schon ein einfaches Satzverständnis vorhanden. Für die Anwendung Leichter Sprache gibt es festgelegte Regeln (Bundesministerium für Arbeit und Soziales 2014).

Komplexe Aussagen (7.5) sind demgegenüber Sätze, die aus Haupt- und Nebensätzen bestehen können und in ihrer Ganzheit – dem Lebenskontext der Person entsprechend – verstanden werden können. Es wird bei allen Stufen unterschieden, ob die Aussagen sowohl in einer aktuellen Situation verstanden werden als auch in kontextunabhängigen Situationen. Im zweiten Fall wissen die Personen, dass Gesprochenes auch zeitlich und örtlich unabhängig genutzt werden kann.

Mit Frage 7.6 prüfen wir, auf welchem Abstraktionsgrad Personen in der Lage sind, ein Wort zu verstehen und aufgrund des gesprochenen Wortes das zugehörige Symbol zu erkennen und zuzuordnen. Viele Menschen mit geistiger Beeinträchtigung können auf ein gesprochenes Wort hin z. B. auf die entsprechenden Gegenstände zeigen. Selbiges mit Fotos, Zeichnungen oder Piktogrammen in Zusammenhang zu bringen bedeutet, dass die Personen zweidimensionale Darstellungen wahrnehmen und deren Abbildung verstehen können. Mitunter können Personen mit geistiger Beeinträchtigung auch – zumindest Einzelworte – lesen. Kann eine Person Gegenstände nicht auf Abbildungen erkennen, so ist diese Fähigkeit zunächst zu üben, bevor abstraktere Symbole zu einer sinnvollen Unterstützung der Kommunikation eingesetzt werden können (Piaget, herausgegeben von Fatke 2016).

Frage 7.7 baut darauf auf. Bisweilen können die Personen auf genannte Gegenstände oder deren Abbildung zeigen, aber sie reagieren noch nicht mit einer Handlung darauf, da ihnen noch nicht klar ist, dass die Abbildung auch symbolischen Wert haben kann, der für eine Mitteilung steht und dafür genutzt werden kann. Dies muss in der Kommunikationsförderung dann zunächst geübt werden. In der Beratungspraxis erleben wir immer wieder, dass Kinder oder Erwachsene mit Kommunikationsbüchern oder Talkern ausgestattet sind, diese aber nicht nutzen. Diese Kommunikationsmittel funktional in der Kommunikation anzuwenden, muss erlernt und zunächst vom Umfeld in modellhafter Weise vorgemacht werden (→ Modelling) (Pivit / Hüning-Meier 2008; Castaneda / Fröhlich / Waigand 2017).

Setzt die Person selbst schon Objekte oder Abbildungen ein (7.8), hat sie den symbolischen Charakter der Repräsentation von Sprache verstanden.

Der nächste Block fragt nach den Interessen in Bezug auf Bilderbücher, Zeitschriften, Hörspiele, Filme und Geschichten (7.9). Sowohl Menschen mit Sprachverständnisstörungen, welche eher unabhängig von den kognitiven Fähigkeiten bestehen, als auch Menschen mit geistiger Beeinträchtigung, für die Sprache noch zu abstrakt ist, zeigen eher wenig Interesse an den oben genannten Medien (Hachul / Schönauer-Schneider 2019). Es ist hier anzumerken, dass bei Personen mit geistiger Beeinträchtigung in der Regel nicht zwischen der geistigen Beeinträchtigung und Kommunikationsbeeinträchtigungen und möglichen Komorbiditäten mit einer Sprachverständnisstörung oder Sprachentwicklungsstörung differenziert wird. Dies ist zum Teil auch schwierig, da z. B. bei Sprachentwicklungsstörungen eine kognitive Beeinträchtigung als Ursache ausgeschlossen werden müsste, und da im Bereich der Wissenschaft und Forschung zwar Korrelationen zwischen dem Schweregrad der geistigen Beeinträchtigung und der Sprachentwicklung festgestellt worden sind, diese sich aber nicht kausal bedingen (Schecker et al. 2007).

Unter 7.10 und 7.11 wird das Verhalten der Person in Bezug auf Fragen erhoben. Reagiert die Person auf Fragen, die sie symbolisch mit „ja" und „nein" beantwortet, oder reagiert sie durch Handlung. Weid-Goldschmidt (2013) differenziert an dieser Stelle ganz klar. Per-

sonen der Zielgruppe 2 reagieren durch Handlung, weil sie die Situation kennen und ggf. ein Schlüsselwort in der Frage erkennen. Mit „ja“ und „nein“ oder symbolisch antworten können erst Personen der Zielgruppe 3. Sie haben ein ausreichendes Sprachverständnis, so dass sie das Gesagte inhaltlich verstehen, innerlich repräsentieren und sich auch so lange merken können, dass sie eine angemessene Antwort geben können. Auch ist hier zu betonen, dass allein die Begriffe „ja“ und „nein“ schon einen hohen Abstraktionsgrad repräsentieren.
In 7.11 wird der Fragetypus differenziert. Objektbezogene Fragen sind Fragen wie „Möchtest Du lieber einen Apfel oder eine Birne?“ Die Objekte sind dabei in der Regel präsent. In diesem Fall kann die Person zwischen Objekten auswählen. Handlungsbezogene Fragen sind Fragen wie „Möchtest Du lieber Lego bauen oder draußen spielen?“ Hier ist der Gegenstand nicht unbedingt präsent, die Handlung ist der Person aber bekannt und sie kann die Frage anhand von Schlüsselwörtern identifizieren und zwischen Handlungen auswählen. Erst Fragetypus 3 (informationsbezogene Fragen – „Weißt Du, wann der Bus kommt?“) erfordert Wissen, dass abgerufen werden und frei formuliert werden muss. Kann die Person solche Fragen beantworten, liegt ein umfassendes Sprachverständnis vor.

Die Fähigkeit, Witz und Ironie zu verstehen (7.12), entwickelt sich bei Personen ohne Beeinträchtigung im Vorschul- bis Jugendalter (Hachul / Schönauer-Schneider 2019). Hier lassen sich Rückschlüsse auf die geistige Entwicklungsstufe ziehen. Letzteres gilt nicht für Menschen mit Autismus-Spektrum-Störungen. Trotz regelhafter oder überdurchschnittlicher Intelligenz können bei dieser Personengruppe häufig weder Witz und Ironie noch Metaphern verstanden werden (Bölte 2009; Snippe 2019).

Frage 7.13 zielt darauf ab zu erfassen, welche Strategien die Person und ihr Umfeld schon selbst genutzt haben, um das Sprachverständnis oder Ausdrucksmöglichkeiten der Person zu unterstützen. Möglicherweise sind hier schon individuelle funktionale Mittel gefunden worden, die im Alltag gut verwendet werden können.

Das Sprachverständnis ist ein wesentlicher Indikator dafür, wie eine sinnvolle Kommunikationsförderung mit Hilfe von UK gestaltet werden kann. Die kognitiven Fähigkeiten und das Sprachverständnis sollten daher möglichst genau erfasst werden, um ein adäquates Kommunikationsangebot machen zu können. Legen wir den Fokus auf diese beiden Entwicklungsbereiche, so kann in Zukunft womöglich leichter vermieden werden, was heute immer noch hin und wieder in der Praxis offenbar wird. Auf der einen Seite erleben wir, dass Menschen mit CCN automatisch als geistig beeinträchtigt eingeschätzt werden, obwohl womöglich ausschließlich eine motorische Beeinträchtigung vorliegt, ohne dass dies angemessen überprüft wurde. Dementsprechend werden dann Kommunikationsmittel in zu schlichter Form angeboten. Auf der anderen Seite begegnen wir Menschen, die durch den Kommunikationsstil ihrer Betreuungspersonen überfordert werden, bzw. mit nicht adäquaten Kommunikationshilfen aufgrund zu hoher Komplexität verwirrt werden. Beides ist einer gelingenden Kommunikation nicht dienlich und wirkt sich demotivierend auf Kommunikationsversuche aus. Berücksichtigen wir dagegen den kognitiven Ist-Stand und das vorliegende Sprachverständnis, kann sich aus der Kommunikationsförderung ein gelungenes Miteinander ergeben und Entwicklung stattfinden.

5.3.6 Emotionale und psychosoziale Aspekte

Zielsetzung:
Sprache gilt als speziestypisches Kommunikationsmittel. Zur Sprache gehören hierbei nicht nur die Lautsprache, sondern auch Alternativen wie z. B. Gebärden oder graphische Zeichen (Erdélyi / Thümmel 2018). Das Nicht-verfügen-können über diese Möglichkeiten des kommunikativen Ausdrucks hat häufig auch Auswirkungen auf die sozial-emotionale Entwicklung (Erdélyi 2010b). Folgen negativer Kommunikationserlebnisse können z. B. sozialer Rückzug oder Wut und Aggressionen sein. Möglicherweise wird bei der Person, für die die Beratung durchgeführt wird, auch kein Bedarf oder keine Freude am sozialen Kontakt wahrgenommen. Der Fragenkatalog im Bereich sozial-emotionale Entwicklung soll daher klären, ob die grundlegenden Voraussetzungen für einen sozialen Austausch bei einer Person und ob möglicherweise Abweichungen vorliegen. Im Beratungsprozess wird dann erhoben, wie mit diesen Besonderheiten umgegangen werden kann.

Erläuterungen:
Frage 8.1 fragt nach der Grundstimmung der Person. Desinteresse an der Umwelt, depressive Verstimmungen oder Aggressionen können die Folgen eines dauerhaften Misserfolgs in der Kommunikation sein. An dieser Stelle kann auch nach der Dauer dieses Zustandes gefragt werden. Liegen Stimmungswechsel vor, besteht die Möglichkeit mit Hilfe des Verhaltensbeobachtungsbogens aus dem Anhang des OLI für UK (III. D, S. 137) die Ursachen, wie z. B. die Tageszeit, Medikamenteneinnahme, Schmerzen oder misslungene Kommunikationsversuche, zu ergründen und Lösungsansätze dafür zu finden. Außerdem werden auf diese Weise Zeiträume ersichtlich, zu denen eine Förderung sinnvoll oder weniger sinnvoll ist.

Mit Frage 8.2 wird festgehalten, ob die Person überhaupt auf die Nähe anderer Personen reagiert. Wird diese Frage verneint, kann dies ein Hinweis auf eine Sinnesbeeinträchtigung oder eine Autismus-Spektrum-Störung sein (Kamp-Becker / Bölte 2014), der differenzialdiagnostisch weiter nachgegangen werden sollte. Ebenfalls wird diese Frage teilweise verneint, wenn es sich um Personen mit einer komplexen Beeinträchtigung handelt. Hier gilt es sehr sorgfältig zu beobachten, ob die Person wirklich nicht reagiert oder ob die Reaktionen vielleicht zu schwach, zu unauffällig oder deutlich zeitverzögert gezeigt werden, so dass sie im Alltag vom Umfeld nicht wahrgenommen werden. Möglicherweise befinden sich diese Personen aber auch noch in einer sehr frühen Entwicklungsstufe, in der präintentionalen-reflexiven Stufe (Gruppe 1 nach Weid-Goldschmidt 2013), vergleichbar mit Kindern im ersten Lebensmonat, in der andere Personen nur in unmittelbarer Nähe und/oder bei Berührung wahrgenommen werden. Möglicherweise reagieren diese Personen auch noch nicht auf gesprochene Sprache, wohl aber auf Singen (s. o.).

Mit Frage 8.3 wird erhoben, ob die Person schon auf vertraute Personen reagiert. Hier kann unterschieden werden, ob es sich um vertraute Personen im engsten Bezugsumfeld handelt (z. B. Eltern) oder ob es sich um einen erweiterten Kreis vertrauter Personen handelt wie z. B. Erzieher, Lehrer oder Therapeuten. Diese Fähigkeit zeigt sich bei nicht beeinträchtigten Kindern ab dem 3. bis 4. Lebensmonat und gipfelt in der Hochphase des sogenannten Fremdelns (etwa 7. bis 9. Lebensmonat), in der das Kind sich deutlich von fremden Personen abwendet (Elsner / Pauen 2018).

Frage 8.4 vertieft die vorherige Frage, indem nach unterschiedlichen Reaktionen bei verschiedenen Personen gefragt wird. Bezugspersonen von Kindern mit Autismus-Spektrum-Störungen verneinen diese Frage teilweise. Sie fühlen sich von den Kindern nur funktional wahrgenommen (führen der Hand zu etwas, was diese Kinder haben möchten), nicht aber als soziales Gegenüber. Kamp-Becker und Bölte (2014) verweisen jedoch darauf, dass diese Kinder ihre Vertrautheit zu Personen teilweise anders zeigen, z. B. indem nur in Gegenwart der vertrauten Person gegessen wird. Bei der Verneinung dieser Frage ist es demnach sinnvoll, gezielter nachzufragen.

Frage 8.5 fragt nach dem Kommunikationsbedürfnis der Person. Hier zeigen sich immer wieder Differenzen in der Wahrnehmung des Umfelds und der nichtsprechenden Person. Bisweilen geben Personen aus dem sozialen Umfeld an, dass sie sich gar nicht sicher sind, ob die Person kommunizieren kann oder will. Es ist ihnen nicht gelungen sichere Anzeichen dafür zu finden. In diesem Fall gilt es, die Bezugspersonen dahingehend zu informieren, dass grundsätzlich von der Prämisse ausgegangen wird, dass Kommunikation voraussetzungslos ist und dass grundsätzlich erst einmal von einem Kommunikationsbedürfnis ausgegangen wird. Allerdings kann sich die Art und Weise der Kommunikation bei Menschen mit komplexer Beeinträchtigung deutlich von der regelhaften, gewohnten Kommunikation unterscheiden. Gute Hinweise auf kleinste Zeichen, die einen kommunikativen Hintergrund haben können, geben Weid-Goldschmidt (2013), Kristen (2008) und Fröhlich (2015) (vgl. auch Mohr et al. 2019).
Insbesondere beratungssuchende Kommunikationspartner aus dem sozialen Umfeld nehmen an, dass das Kommunikationsbedürfnis der Person höher ist als es ihr bis zum Zeitpunkt der Beratung möglich ist sich auszudrücken, ihr aber die Möglichkeiten fehlen dies umzusetzen. Teilweise wird berichtet, dass die Person deutliche Anstrengungen

macht um sich in irgendeiner Weise zu verständigen, oft aber nicht verstanden wird und daher dringend nach einem geeigneten Ausdrucksmittel gesucht wird.

Unter 8.6 wird gefragt, welche Reaktionen die Person zeigt, wenn sie mit ihren bisherigen Ausdrucksmöglichkeiten nicht verstanden wird. Hierbei werden die in der Literatur am häufigsten genannten Reaktionen aufgelistet, es können aber auch weitere genannt werden. Anhand der Reaktionen wird häufig deutlich, wie groß die Not der nicht verbal kommunizierenden Person ist. Theunissen (2021) nennt das Nichtgelingen von Kommunikation nicht verbal kommunizierender Menschen als eine der Hauptursachen für Verhaltensauffälligkeiten.

Zum Ende des Bereichs sozial-emotionale Entwicklung wird allgemein nach Verhaltensauffälligkeiten gefragt (8.7). Möglicherweise bestehen diese unabhängig von den Kommunikationsmöglichkeiten der Person, vielleicht wurden die Zusammenhänge aber auch noch nicht erkannt. Verhaltensauffälligkeiten werden häufig als Ausdrucksmittel genutzt. Es gilt hier das Ziel der Verhaltensauffälligkeiten zu erkennen und den Personen Alternativen anzubieten, wie sie ihre Ziele auf sozial angemessenere Weise erreichen können. In der Regel müssen hierzu auch Ausdruckmittel zur Verfügung gestellt werden (Erdélyi / Mischo 2011).

Insgesamt kann festgehalten werden, dass bei nicht verbal kommunizierenden Personen die oben genannten Fragen nicht immer sicher vom Umfeld beantwortet werden können. Durch die Fragen wird jedoch der Blick dafür geschärft, welche Aspekte genauer beobachtet werden sollten. Die Beratung in der Unterstützten Kommunikation ist immer prozesshaft und jedes neue Erkennen und Verstehen führt zu einer verbesserten, angemesseneren Förderung in der Unterstützten Kommunikation.

5.3.7 Umfeld

Zielsetzung:
Dieser Aspekt soll helfen, den Blick nicht nur auf die beeinträchtigte Person, sondern auch ihr Umfeld als entscheidende Einflussgröße zu richten. Der genauen Erfassung des sozialen Umfeldes dient die Darstellung und die Tabelle in Anlehnung an die Sozialen Netzwerke (Blackstone / Hunt Berg 2006) mit entsprechenden Fragestellungen (S. 116). Dies wird auf der Folgeseite ergänzt durch einige Fragen zu den Ressourcen.

Erläuterung:
Im ersten Schritt wird abweichend vom bisherigen Format des OLI für UK mit einer Graphik gearbeitet. In der Graphik wird erfasst, mit welchen Personen die unterstützt kommunizierende Person in Kontakt steht und welche damit Kommunikationspartner dar-

stellen. Neben den Familienmitgliedern können dies z. B. Freunde, engere und weitere Bekannte, bezahlte Helfer sowie fremde Personen aus dem weiteren sozialen Umfeld sein. Links findet sich dazu die Kreisdarstellung in Anlehnung an die Sozialen Netzwerke, rechts eine Tabelle zum Ausfüllen. Dort werden zunächst die **Namen** eingetragen.
Im Einzelnen: Im inneren Kreis finden sich Personen, mit denen lebenslang oder zumindest über einen längeren Zeitraum im engen Kontakt kommuniziert wird. Dies sind je nach Alter und Lebenssituation der unterstützt kommunizierenden Person z. B. (Pflege-) Eltern, Geschwister, Ehe- bzw. Lebenspartner, Kinder oder Mitbewohner in einer Wohngruppe.
Im zweiten Kreis finden sich vertraute Personen wieder. Benannt als „gute Freunde" sind hier Freunde z. B. in Schule, Wohneinrichtung, Werkstatt, Arbeitsplatz, Nachbarschaft und auch Verwandte gemeint.
Bekannte – zu finden im dritten Kreis – sind Personen, die bekannt sind, mit denen aber keine regelmäßige Kommunikation stattfindet. Dies können ebenso Klassenkameraden, Kollegen, Nachbarn usw. sein.
Bezahlte Helfer (4. Kreis) meint Personen, die Geld für die Zeit bekommen, die sie mit der unterstützt kommunizierenden Person im professionellen Kontext verbringen, also Erzieher, Lehrer, pädagogisches und pflegerisches Personal in Wohneinrichtungen und Werkstätten, Therapeuten, Mitarbeiter im Freizeitbereich usw.
Im äußeren Kreis finden sich fremde Personen wieder. Diese Personengruppe ist von ebenso großer Relevanz, wenn wir an Teilhabe und Partizipation im Gemeinwesen denken. Hier sind Personen zu finden, die mit einem speziellen Anliegen kontaktiert werden z. B. der Bäcker, Friseur, aber auch der Busfahrer, der Kellner usw. (Wachsmuth 2006; Mischo 2018).
Gegebenenfalls können hierunter noch sonstige relevante Ressourcen vermerkt werden.

Neben einer namentlichen Erfassung der Personen können ihnen in der Tabelle unter den jeweiligen Namen **Attribute** zugeordnet werden, die wiederum im Sinne der Kommunikation und Interaktion von Bedeutung erscheinen, weil diese Personen aus dem Umfeld besondere Fähigkeiten haben.
Wählen Sie aus den Beispielen unter 2.-6. maximal zwei besonders markante Attribute pro Person aus und schreiben die fett gedruckten Schlagworte unter dem jeweiligen Namen in die Tabelle.
Alle benannten Personen (oder Personengruppen) werden dahingehend „überprüft", inwieweit sie effektiv, häufig oder beliebt sind (2.). Ebenso wird erfasst, welche Personen aus dem Umfeld Wissen oder Erfahrungen zu UK besitzen, die dieses weitergeben könnten und damit als Multiplikatoren dienen können (3.). Womöglich gibt es auch Personen, die zwar noch wenig bis kein Wissen zu UK haben, aber aufgeschlossen und interessiert sind, sich damit auseinander zu setzen, weil sie z. B. Interesse an technischen Hilfen haben (4.). Weiterhin kann vermerkt werden, ob es Personen im Umfeld gibt, die Maßnahmen der UK skeptisch gegenüberstehen (5.), zuletzt, ob es womöglich andere UK-Nutzer gibt, die für die Person relevant sind (6.).

Zum Beispiel könnte die Mutter als effektivste Person, ein Mitarbeiter der Wohneinrichtung als technikbegeistert und aufgeschlossen vermerkt werden, so dass sich diese Personen als hauptverantwortlich für die Einführung eines elektronischen Hilfsmittels zeigen könnten.

Anschließend werden auf der nächsten Seite im gewohnten Frageformat noch Informationen erfasst, die direkt auf die Förderplanung abzielen. Dabei geht es um Einflussfaktoren, um Ressourcen unterschiedlicher Art und um Barrieren, die zu beachten sind. Mit der Analyse der Ressourcen ergibt sich womöglich schon eine Richtung für den nächsten Schritt der Exploration, ob z. B. überhaupt in Richtung einer technischen Hilfe oder in Richtung Gebärden gedacht werden kann oder nicht. Es erwies sich aus unserer Erfahrung als wenig hilfreich, für eine Person mit CCN aus ihrer Sicht optimale Hilfen zu empfehlen, wenn im Umfeld die Ressourcen zu deren notwendigen Unterstützung fehlen.
Gleichzeitig kann im Gespräch eruiert werden, wie Barrieren abgebaut werden können. Die Erfassung kann zum Beispiel dazu genutzt werden herauszufinden, welche Personen aus dem Umfeld noch eine weitere Unterstützung in der Nutzung von Hilfsmitteln benötigen werden – im Sinne von Wissen und Fertigkeiten z. B. zu Modelling, Partnerstrategien und der Auswahl von Vokabular. Womöglich benötigen sie selbst zunächst ein Modell, an dem sie lernen können die Person in der Kommunikation zu unterstützen.
Ein weiterer Aspekt besteht darin festzulegen, welche Personen aus dem Umfeld mit in die Verantwortung einer gelingenden Kommunikation genommen werden können.

Damit sind zunächst alle wichtigen Informationen erhoben. Mit Blick auf den nächsten Termin, der Exploration, kann hier abschließend besprochen werden, was das nächste Mal mitgebracht oder vorher zugesendet werden sollte. Für die Planung der Fördermaßnahmen kann es z. B. hilfreich sein, an dieser Stelle den Teilnehmenden bereits die Tageszeitenuhr (III. A, S. 134) zu erläutern und mitzugeben.

6. Zum Schluss

Mit dem OLI für UK wurde auf der Basis der „Diagnostik und Beratung in der Unterstützten Kommunikation" von Boenisch und Sachse (2007) eine Erweiterung des diagnostischen Inventars vorgenommen, um die Unterstützungsbedarfe und -möglichkeiten insbesondere von Menschen mit mittelschwerer bis schwerer geistiger Beeinträchtigung und/oder komplexer Beeinträchtigung möglichst genau ermitteln zu können. Außerdem war es uns ein Anliegen ein Material vorzulegen, das den gesamten Beratungsprozess begleiten kann. Es sei hier noch einmal darauf verwiesen, dass je nach Fragestellung und Ausgangssituation nicht der gesamt OLI, sondern nur die dafür notwendigen Teile genutzt werden können. Wir wünschen allen Anwendern viel Freude und Erfolg für die Arbeit mit dem OLI für UK und freuen uns über jede Rückmeldung, denn auch die Entwicklung des OLI ist für uns ein Prozess wie die Beratung selbst.

Oldenburg, im September 2021

Andrea Erdélyi
Birgit Hennig
Barbara Klaus-Karwisch
Susanne Mischo
Gabriela Schlünz

Literatur

Achilles, S. (2008). Einführung in die Diagnostik. In: von loeper / Gesellschaft für Unterstützte Kommunikation (13. erweiterte Aufl., 2017) (Hrsg.), Handbuch der Unterstützten Kommunikation. Karlsruhe: von loeper, 14.003.001 – 14.010.001.

Adam, H. (2000). Mit Gebärden und Bildsymbolen kommunizieren. Voraussetzungen und Möglichkeiten der Kommunikation von Menschen mit geistiger Behinderung (3. Aufl.). Würzburg: Edition Bentheim.

Aktas, M. (2012). Sprachentwicklung. In: M. Aktas (Hrsg.), Entwicklungsorientierte Sprachdiagnostik und -förderung bei Kindern mit geistiger Behinderung. München: Elsevier, 7 – 46.

Aktas, M. (2017). Entwicklungsorientierte Sprachdiagnostik und -förderung bei Kindern mit geistiger Behinderung. In: T. Lücke, S. Costard & S. Ilsinger (Hrsg.), Neuropädiatrie für Sprachtherapeuten. München: Elsevier, 221 – 240.

Ayres, J. (2016). Bausteine der kindlichen Entwicklung (6.Aufl.). Berlin: Springer.

Beukelman, D. R. & Mirenda, P. (2013). Augmentative and Alternative Communication. Supporting Children and Adults with Complex Communication Needs (4. Ed.). Baltimore: Brooks Publishing.

Beukelman, D. R. & Light, J. C. (2020). Augmentative and Alternative Communication. Supporting Children and Adults with Complex Communication Needs (5. Ed.). Baltimore: Brooks Publishing.

Biermann, A. (2000). Unterstützte Kommunikation: Grundlagen. In: J. Borchert (Hrsg.), Handbuch der Sonderpädagogischen Psychologie. Göttingen: Hogrefe, 801 – 814.

Blackstone, S. & Hunt Berg, M. (Deutsche Ausgabe herausgegeben und übersetzt von Wachsmuth, S.) (2006). Soziale Netzwerke. Ein Instrument zur Erfassung der Kommunikation unterstützt kommunizierender Menschen und ihrer Kommunikationspartnerinnen und -partner. Karlruhe: von loeper.

Boenisch, J. & Sachse, S. (2007). Diagnostik und Beratung in der Unterstützten Kommunikation. Theorie, Forschung und Praxis. Karlsruhe: von loeper.

Boenisch, J. & Sachse, S. (2020). Kompendium Unterstützte Kommunikation. Stuttgart: Kohlhammer.

Bollmeyer, H.; Steinhaus, I. & Diekmann, N. (2008). Mit PODD und Cleverness zum Kommunikativen Erfolg!? Zum Einsatz von partnerbasierten Kommunikationsstrategien. In: von loeper / Gesellschaft für Unterstützte Kommunikation (13. erweiterte Aufl., 2017) (Hrsg.), Handbuch der Unterstützten Kommunikation. Karlsruhe: von loeper, 05.016.002 – 05.016.010.

Bölte, S. (2009). Autismus. Bern: Hogrefe.

Bradshaw, J. (1998). Assessing and Intervening in the Communication Environment. In: British Journal of Learning Disabilities, 26, 62–66.

Braun, U. (Hrsg.) (1994). Unterstützte Kommunikation. Düsseldorf: Selbstbestimmtes Leben.

Braun, U. & Orth, S. (2008). Unterstützte Kommunikation und erste Zeichen mit schwerstbehinderten Kindern. In: von loeper / Gesellschaft für Unterstützte Kommunikation (13. erweiterte Aufl., 2017) (Hrsg.), Handbuch der Unterstützten Kommunikation. Karlsruhe: von loeper, 01.026.016–01.026.022.

Breitenbach, E. (2020). Psychologie in der Heil- und Sonderpädagogik (2. überarb. Aufl.). Stuttgart: Kohlhammer.

Bruno, J. & Hansen, F. (2009). Diagnostiktest TASP – zur Abklärung des Sprach- und Symbolverständnisses in der Unterstützten Kommunikation. Berlin: RehaVista.

Bundesministerium für Arbeit und Soziales (Hrsg.) (2014). Leichte Sprache. Ein Ratgeber. In: https://www.gemeinsam-einfach-machen.de/SharedDocs/Downloads/DE/AS/UN_BRK/LS_EinRatgeber.pdf;jsessionid=99B8C4EDB6FF744FCF7C2CADDB69B4A5.1_cid509?__blob=publicationFile&v=4. [Letzter Download am 12.9.2021].

Bundschuh, K. (2007). Kompetenzorientierte Diagnostik in der Sonder- und Heilpädagogik. Eine Analyse unter Berücksichtigung sozialer und emotionaler Störung. In: W. Mutzeck & K. Popp (Hrsg.), Professionalisierung von Sonderpädagogen. Standards, Kompetenzen und Methoden. Weinheim: Beltz, 333–351.

Castaneda, C.; Fröhlich, N. & Waigand, M. (2017). Modelling in der Unterstützten Kommunikation. Heigenbrücken: Selbstverlag.

Dietrich, R. & Gerwien, J. (2017). Psycholinguistik. Stuttgart: J. B. Metzler.

DIMDI (Hrsg.) (2005). ICF – Internationale Klassifikation der Funktionsfähigkeit, Behinderung und Gesundheit. Genf: World Health Organization.

Dustin, K.; Markl, T. & Renner, G. (2015). Ansteuerungsmöglichkeiten von elektronischen Kommunikationshilfen. In: von loeper / Gesellschaft für Unterstützte Kommunikation (13. erweiterte Aufl., 2017) (Hrsg.), Handbuch der Unterstützten Kommunikation. Karlsruhe: von loeper, 05.003.001–05.009.009.

Elsner, B. & Pauen, S. (2018). Vorgeburtliche Entwicklung und früheste Kindheit. In: W. Schneider & U. Lindenberger (Hrsg.), Entwicklungspsychologie (8. überarb. Aufl.). Weinheim: Beltz, 163–190.

Erdélyi, A. (2008). Anamneseleitfaden. In Anlehnung an Geiger, S. (2008). Anamneseleitfaden. Unveröffentlichtes Manuskript, Stand: 2019.

Erdélyi, A. (2010a). Von da an konnte ich alles sagen. In: Einblicke, 51, 16–19.

Erdélyi, A. (2010b). Verhaltensstörungen durch Sprachlosigkeit? Zusammenhänge von geistiger Behinderung, fehlender Lautsprache, Verhaltensstörung und Perspektiven durch Unterstützte Kommunikation. In: H. Ricking & G. Schulze (Hrsg.), Förderbedarf in der emotionalen und sozialen Entwicklung. Prävention, Interdisziplinarität und Professionalisierung. Bad Heilbrunn: Klinkhardt, 120–135.

Erdélyi, A. & Mischo, S. (2011). Da bist du sprachlos ...! Theoretische Grundlagen und praktische Perspektiven zur Unterstützten Kommunikation bei geistigen Beeinträchtigungen und herausforderndem Verhalten. Zeitschrift für Heilpädagogik, 4/62, 143–153.

Erdélyi, A. & Mischo, S. (2015). Förderdiagnostik in der Unterstützten Kommunikation. In: H. Schäfer & C. Rittmeyer (Hrsg.), Handbuch Inklusive Diagnostik. Weinheim: Beltz, 384–403.

Erdélyi, A. & Thümmel, I. (2018). Teilhabe durch Unterstützte Kommunikation in niedersächsischen Bildungseinrichtungen? In: H. Bollmeyer; K. Engel; A. Hallbauer & M. Hüning-Meier (Hrsg.), UK inklusive. Teilhabe durch Unterstützte Kommunikation (2. Aufl.). Karlsruhe: von loeper, 15–30.

Fatke, R. (Hrsg.) (2016). Jean Piaget: Meine Theorie der geistigen Entwicklung (4. Aufl.). Weinheim: Beltz.

Fröhlich, A. & Haupt, U. (1982). Entwicklungsförderung schwerstbehinderter Kinder. Bericht über einen Schulversuch. Teil I. Mainz: v. Hase und Köhler.

Fröhlich, A. & Haupt, U. (2004). Leitfaden zur Förderdiagnostik mit schwerstbehinderten Kindern – Eine praktische Anleitung zur pädagogisch-therapeutischen Einschätzung (7. Aufl.). Dortmund: modernes lernen.

Fröhlich, A. & Simon, A. (2008). Gemeinsamkeiten entdecken – Mit schwerbehinderten Kindern kommunizieren. Düsseldorf: Selbstbestimmtes Leben.

Fröhlich, A. (2015). Basale Stimulation. Ein Konzept für die Arbeit mit schwer beeinträchtigten Menschen. Düsseldorf: Selbstbestimmtes Leben.

Gand, S. & Osterburg, M. (2013). Anamnese und Diagnostik in der Beratung zur Unterstützten Kommunikation. Die Weiterentwicklung des Oldenburger Inventars für Unterstützte Kommunikation – Eine Systematisierung für Ableitungen aus der Anamnese. Masterarbeit an der Carl von Ossietzky Universität Oldenburg. Unveröffentlichtes Manuskript.

Hachmeister, B. (2006). Psychomotorik bei Kindern mit Körperbehinderungen. München: Ernst Reinhardt.

Hachul, C. & Schönauer-Schneider, W. (Hrsg.) (2019). Sprachverstehen bei Kindern: Grundlagen, Diagnostik und Therapie (3. Aufl.). München: Elsevier.

Häußler, A. (2016). Der TEACCH Ansatz zur Förderung von Menschen mit Autismus. Einführung und Praxis. Dortmund: verlag modernes lernen Borgmann.

Häußler, A.; Sparvieri, J; Tuckermann, A. & Wetter, S. (2020). Informelle Förderdiagnostik. Ansätze für eine Förderung entdecken (3. überarb. u. erw. Aufl.). Dortmund: verlag modernes lernen Borgmann.

Hennig, B. (2017a). Interaktion und Kommunikation zwischen Menschen mit schwerster Behinderung und ihren Bezugspersonen – Aspekte des Gelingens. In: A. Fröhlich; N. Heinen; Th. Klauß & W. Lamers (Hrsg.), Schwere und mehrfache Behinderung – interdisziplinär (2. Aufl.). Oberhausen: Athena, 273–197.

Hennig, B. (2017b). Interaktion und Kommunikation mit schwerstbehinderten Kindern: Grundlagen, Ziele und Praxis einer systematischen Förderung. In: Sprachförderung und Sprachtherapie, 4/6, 257–264.

Hennig-Mouihate, B. (2003). Entwicklung von Dialogstrukturen und kommunikativen Kompetenzen mit schwer mehrfachbehinderten Kindern, die noch nicht oder kaum intentional kommunizieren. Unveröffentlichte Diplomarbeit, Fakultät Rehabilitationswissenschaften, Universität Dortmund.

Henriksen, A. & Laemers, F. (2021). Funktionales Sehen. Diagnostik und Interventionen bei Beeinträchtigungen des Sehens (2. Aufl.). Würzburg: Edition Bentheim.

Holodynski, M. & Oerter, R. (2018). Emotion. In: W. Schneider & U. Lindenberger (Hrsg.), Entwicklungspsychologie (8. überarb. Aufl.). Weinheim: Beltz, 513–536.

Hüning-Meier, M. & Bollmeyer, H. (2012). Nichtelektronische Kommunikationshilfen – theoretische Grundlagen und praktische Anwendung. In: von loeper / Gesellschaft für Unterstützte Kommunikation (13. erweiterte Aufl., 2017) (Hrsg.), Handbuch der Unterstützten Kommunikation. Karlsruhe: von loeper, 03.003.001-03.017.001.

Kamp-Becker, I. & Bölte, S. (2014). Autismus (2. Aufl.). München: Ernst Reinhardt.

Kane, G. (2008). Diagnostik von Kognition und Kommunikation. In: von loeper / Gesellschaft für Unterstützte Kommunikation (13. erweiterte Aufl., 2017) (Hrsg.), Handbuch der Unterstützten Kommunikation. Karlsruhe: von loeper, 14.011.001–14.022.001.

Kesper, G. & Hottinger-Nickel, C. (2021). Mototherapie bei Sensorischen Integrationsstörungen. Eine Anleitung zur Praxis (9. durchgesehene Aufl.). München: Ernst Reinhardt.

Kloe, M.; Schönbach, K. & Weid- Goldschmidt, B. (2001). Wenn ich doch fragen könnte, ob du Cola trinken möchtest! – Kommunikationstherapie für Menschen, die noch kein vollständiges JA-NEIN-Konzept entwickelt haben. In: J. Boenisch & C. Bünk (Hrsg.), Forschung und Praxis der Unterstützten Kommunikation. Karlsruhe: von loeper, 223–237.

Kobi, K. (1999). Diagnostik in der heilpädagogischen Praxis. Luzern: SZH Edition.

Krawitz, R. (2007). Kommunikation. In: K. Bundschuh, U. Heimlich & R. Krawitz (Hrsg.), Wörterbuch Heilpädagogik. Bad Heilbrunn: Julius Klinkhardt.

Kristen, U. (1994). Praxis Unterstützte Kommunikation: Eine Einführung. Düsseldorf: Selbstbestimmtes Leben.

Kristen, U. (2008). Diagnosebogen zur Abklärung kommunikativer Fähigkeiten. In: von loeper / Gesellschaft für Unterstützte Kommunikation (13. erweiterte Aufl., 2017) (Hrsg.), Handbuch der Unterstützten Kommunikation. Karlsruhe: von loeper, 14.023.001–14.030.001.

Lage, D. (2006). Unterstützte Kommunikation und Lebenswelt. Bad Heilbrunn: Julius Klinkhardt.

Leber, I. (2008). Wege der Vokabularauswahl in der Unterstützten Kommunikation. In: von loeper / Gesellschaft für Unterstützte Kommunikation (13. erweiterte Aufl., 2017) (Hrsg.), Handbuch der Unterstützten Kommunikation. Karlsruhe: von loeper, 01.038.001–01.044.001.

Leber, I. (2009). Kommunikation einschätzen und unterstützen. Poster mit Begleitheft. Karlsruhe: von loeper.

Lindenau, C. (2014). Das Tool-Kit für Unterstützte Kommunikation: Informationen und Hilfen zur Förderung für Bezugspersonen von Kindern und Jugendlichen mit kognitiver Beeinträchtigung, die mit Hilfsmitteln der Unterstützten Kommunikation kommunizieren: Eine Ergänzung des Oldenburger Inventars für Unterstützte Kommunikation. Masterarbeit an der Carl von Ossietzky Universität Oldenburg. Unveröffentlichtes Manuskript.

Lohaus, A. & Vierhaus, M. (2019). Entwicklungspsychologie des Kindes- und Jugendalters für Bachelor (4. vollständig überarb. Aufl.). Berlin: Springer.

Mall, W. (2008): Kommunikation ohne Voraussetzungen. Ein Werkheft. (6. Aufl.). Heidelberg: Edition S.

Matzies, M. (2014). Sozialtraining für Menschen mit Autismus-Spektrum-Störungen (AS) (2. vollständig überarb. u. erw. Aufl.). Stuttgart: Kohlhammer.

Meyer, H. (2016). Musikbasierte Kommunikation für Menschen mit schwerer Kommunikation (2. Aufl.). Karlruhe: von loeper.

Mischo, S. (2018). Partizipation und Kommunikation im sozialen Nahraum. Eine qualitative Studie zum Partizipationshandeln von erwachsenen Personen mit Lern- und Sprachschwierigkeiten. Dissertation zur Erlangung des Grades des Doktors der Philosophie, Fakultät I für Bildungs- und Sozialwissenschaften, Carl von Ossietzky Universität Oldenburg, vorgelegt am 4. Juli 2018. Open Access unter: http://oops.uni-oldenburg.de/4049/ [Letzter Download am 16.9.2021].

Mohr, L.; Zündel, M. & Fröhlich, A. (Hrsg.) (2019). Basale Stimulation. Das Handbuch. Göttingen: Hogrefe.

Mutzeck, W. (2014). Kooperative Beratung. In: Diouani-Streek, M. & Ellinger, S. (Hrsg.), Beratungskonzepte in sonderpädagogischen Handlungsfeldern (3. Aufl.). Oberhausen: Athena, 71–87.

Nunner-Winkler, G. & Paulus, M. (2018). Prosoziale und moralische Entwicklung. In: W. Schneider & U. Lindenberger (Hrsg.), Entwicklungspsychologie (8. überarb. Aufl.). Weinheim: Beltz, 537–557.

Nußbeck, S. (2019). Einführung in die Beratungspsychologie. (4. aktual. Aufl.). München: Ernst Reinhardt.

Otto, K. & Wimmer, B. (2008). Diagnostik in der Sprachtherapie und ihre Anwendungsmöglichkeiten in der Unterstützten Kommunikation bei Kindern. In: von loeper/ Gesellschaft für Unterstützte Kommunikation (13. erweiterte Aufl., 2017) (Hrsg.), Handbuch der Unterstützten Kommunikation. Karlsruhe: von loeper, 14.038.001–14.045.001.

Papoušek, M. (2001). Vom ersten Schrei zum ersten Wort. Bern: Huber.

Pietsch, H. & Thümmel, I. (2011). Zur Didaktik und Methodik des Unterrichts mit geistig Behinderten (4. Aufl.). Oberhausen: Athena.

Pivit, C. (2008). Individuelle Kommunikationssysteme. In: von loeper/ Gesellschaft für Unterstützte Kommunikation (13. erweiterte Aufl., 2017) (Hrsg.), Handbuch der Unterstützten Kommunikation. Karlsruhe: von loeper, 01.006.001–01.017.001.

Pivit, C. & Hüning-Meier, M. (2008). Wie lernt ein Kind unterstützt zu kommunizieren. Allgemeine Prinzipien der Förderung und Prinzipien des Modelings. In: von loeper/ Gesellschaft für Unterstützte Kommunikation (Hrsg.) (13. erweiterte Auflage, 2017), Handbuch der Unterstützten Kommunikation. Karlsruhe: von loeper, 01.032.001–01.037.001.

Popp, K.; Melzer, C. & Methner, A. (2017). Förderpläne entwickeln und umsetzen (3. überarb. Aufl.). München: Ernst Reinhardt.

Purcell, M.; McConkey, R. & Morris, I. (2000). Staff communication with people with intellectual disabilities: the impact of a work-based training programme. In: International Journal of Language and Communication Disorders, 35, 147–158.

Rakoczy, H. & Haun, D. (2018). Vor- und nichtsprachliche Kognition. In: W. Schneider & U. Lindenberger (Hrsg.), Entwicklungspsychologie (8. überarb. Aufl.). Weinheim: Beltz, 347–372.

Renner, M. (2008). Spieltheorie und Spielpraxis (3. Aufl.). Freiburg: Lambertus.

Sallat, S. (2017). Musiktherapie bei Sprach- und Kommunikationsstörungen. München: Ernst Reinhardt.

Sautter, H. (2005). Förderorientierte Erhebungen. In: B. Stahl & D. Irblich (Hrsg.), Diagnostik bei Menschen mit geistiger Behinderung. Ein interdisziplinäres Handbuch. Göttingen: Hogrefe, 186–203.

Schäfer, H. & Rittmeyer, Ch. (Hrsg.) (2015). Handbuch Inklusive Diagnostik. Weinheim: Beltz.

Schecker, M.; Henninghausen, K.; Christmann, G.; Kohls, G.; Maas, V.; Rinker, T. & Zachau, S. (2015). Spezifische Sprachentwicklungsstörungen. In: H. Schöler & A. Welling (Hrsg.), Sonderpädagogik der Sprache. Band 1. Handbuch Sonderpädagogik. Göttingen: Hogrefe.

Schulz von Thun, F. (2003). Miteinander reden 1 – Störungen und Klärungen. Miteinander reden 2 – Stile, Werte und Persönlichkeitsentwicklung (43. Aufl.). Reinebeck bei Hamburg: Rowohlt.

Senkel, B. (2015). Mit geistig Behinderten leben und arbeiten: Eine entwicklungspsychologische Einführung (10. völlig überarb. Aufl.). München: C. H. Beck.

Smidt, A.; Balandin, S.; Reed, V. & Sigafoos, J. (2007). A Communication Training Programme for Residential Staff Working with Adults with Challenging Behaviour: Pilot Data on Intervention Effects. In: Journal of Applied Research in Intellectual Disabilities, 20, 16–29.

Snippe, K. (2019). Autismus – Wege in die Sprache (3. Aufl.). Idstein: Schulz-Kirchner.

Stahl, B. & Irblich, D. (Hrsg.) (2005): Diagnostik bei Menschen mit geistigen Behinderungen. Ein interdisziplinäres Handbuch. Göttingen: Hogrefe.

Szagun, G. (2019). Sprachentwicklung beim Kind (7. Aufl.). Weinheim: Beltz.

Tanne, Schweizerische Stiftung Für Taubblindheit (Hrsg.) (2011). Im Dialog mit hörsehbehinderten Menschen. Leitfaden zur Kommunikationsentwicklung. Langnau am Albis (CH): Tanne (+ DVD).

Terfloth, K. & Bauersfeld, S. (2019). Schüler mit geistiger Behinderung unterrichten (3. aktual. Aufl.). München: Ernst Reinhardt.

Theilen, U. (2015). Mach Musik! Rhythmische und musikalische Angebote für Menschen mit schweren Behinderungen (2. aktual. Aufl.). München: Ernst Reinhardt.

Theunissen, G. (2021). Geistige Behinderung und Verhaltensauffälligkeiten (7. aktual. u. erw. Aufl.). Bad Heilbrunn: Klinkhardt.

Theunissen, G., unter Mitarbeit von Schubert, M. (2020). Positive Verhaltensunterstützung. Eine Arbeitshilfe für den pädagogischen Umgang mit herausforderndem Verhalten bei Kindern, Jugendlichen und Erwachsenen mit Lernschwierigkeiten, sogenannter geistiger oder mehrfacher Behinderung. Marburg: Lebenshilfe-Verlag.

von Tetzchner, S. & Martinsen, H. (2013). Einführung in die Unterstützte Kommunikation. Heidelberg: C. Winter, Edition S.

Wachsmuth, S. (2001). Der Einfluss alternativer und augmentativer Kommunikationsformen auf die Dialogsituation. In: Heilpädagogische Forschung, Band XXVI, 1, 36–42.

Wachsmuth, S. (2003). Aufbau und Erhalt sozialer Beziehungen mit Unterstützter Kommunikation. In: J. Boenisch & C. Bünk (Hrsg.), Methoden der Unterstützten Kommunikation. Karlsruhe: von Loeper, 302–335.

Wachsmuth, S. (2006). Kommunikative Begegnungen. Würzburg: Edition Bentheim.

Walthes, R. (2014). Einführung in die Pädagogik bei Blindheit und Sehbeeinträchtigung (3. überarb. Aufl.). München: Ernst Reinhardt.

Weid-Goldschmidt, B. (2013). Zielgruppen der Unterstützten Kommunikation. Fähigkeiten einschätzen – Unterstützung gestalten. Karlsruhe: von loeper.

Weisz, M.; Jakob, M.; de Jong, C. & Fuchs, E. (2003). Kommunikation mit mehrfachbehinderten sehgeschädigten Kindern. Vorschläge für Eltern. Würzburg: Edition Bentheim.

Wiebel-Engelbrecht, I. (2001). Körpertherapie und Hilfsmittelgestaltung zur Förderung der Selbständigkeit mehrfachbehinderter Kinder nach dem Bobath-Konzept. In: Bewegung und Entwicklung, 1/24, 16–33.

Teil II:
Inventar

Oldenburger Inventar für Unterstützte Kommunikation
–
OLI für UK

So einfach geht's:

Materialseite **verlag-modernes-lernen.de/buecher/online-material** aufrufen,

Buchcode eingeben und Download starten

Ihr Buchcode: b14b3702

I. Erstinformation im Fall von Beratungsanfragen zur Vorerfassung

Termin/e: ....

Eingeladene Personen:

....

....

....

I. Erstinformation

Datum: ....

Kontaktperson: .... Funktion: ....

Einrichtung: ....

Telefon: .... E-Mail: ....

Angaben zur Person mit Kommunikationsbeeinträchtigung

Name: .... Geschlecht: ....

Geburtsdatum: ....

Adresse: ....

Telefon: ....

E-Mail: ....

Krankenkasse / Vers. Nr. ....

Diagnose / Beeinträchtigungen: ....

....

Anlass / Erwartung an die Beratung: ....

....

Wie verständigt sich die Person? Welche Ansprache nutzen Sie? ....

....

☐ Erstkontakt UK ☐ Weiterführende UK-Versorgung ☐ Wissen über UK vorhanden

Bisher genutzt: ☐ Gebärden ☐ Kommunikationshilfen

Welche? ....

Seit wann / wie lange? ....

Haben sie bereits UK-Beratung erhalten? Wenn ja, wann und gibt es einen Bericht?

....

....

Wenn bereits UK eingesetzt wird, wer ist / war dafür verantwortlich?

....

....

Positive / negative Erfahrungen mit UK?

....

....

Welche Interessen hat die Person?

....

....

Wichtige Vorinformationen für eine Beobachtungssituation (Wahrnehmung, Motorik, Aufmerksamkeit, Emotion, sonstige):

....

....

Sonstige Informationen / Hinweise:

....

....

....

Wie haben Sie von unserer Einrichtung erfahren?

....

....

....

Datum: .... Unterschrift: ....

II. OLI für UK

A. Kontaktdaten

B. Termine

C. Kernbereiche des OLI für UK für die Anamnese und Beobachtung
   1. Erwartungen an den Beratungsprozess
   2. Anamnese und Lebenszusammenhänge
   3. Expressive Kommunikation
   4. Wahrnehmung
   5. Motorik
   6. Kognition
   7. Rezeptive Sprache / Sprachverstehen
   8. Emotionale und psychosoziale Aspekte
   9. Umfeld

D. Auswertung der Anamnese

E. Planung der explorativen Diagnostik

F. Ergebnisse der explorativen Diagnostik

G. Beratungsgespräch

H. Reflexion des Beratungsprozesses

I. Evaluationsgespräch

A. Kontaktdaten

Klient:in: .... Geburtsdatum: ....

Krankenkasse / Vers. Nr.: ....

ggf. weitere Versicherungsträger (z. B. Berufsgenossenschaft, Unfallkasse):

....

Erziehungsberechtigte / Angehörige *: ....

Straße, Hausnr.: ....

PLZ, Ort: ....

Telefon: .... E-Mail: ....

☐ Klient:in unter angegebener Adresse wohnhaft

Alternative Adresse: ....

Institution / Betreuungsperson: ....

Straße, Hausnr.: ....

PLZ, Ort: ....

Telefon: .... E-Mail: ....

☐ Klient:in unter angegebener Adresse wohnhaft

Alternative Adresse: ....

* Gesetzliche Vertretung, sofern von oben abweichend: ....

Straße, Hausnr.: ....

PLZ, Ort: ....

Telefon: .... E-Mail: ....

Sprachliches Umfeld:

Muttersprache: .... Kulturkreis: ....

Aktuelle Hauptsprache(n) im vertrauten Lebensumfeld: ....

Geschwister (Anzahl, Position): ....

B. Termine

Diagnostisches bzw. anamnestisches Gespräch

Datum: .... Uhrzeit: ....

Berater:innen: ....

Beteiligte (Name, Rolle):

Rolle = Familie, Freunde, Bekannte, bezahlte Helfer:in (z. B. Lehrkraft, Erzieher:in, Logopäd:in), Fremde (z. B. Praktikant:in)

A. ....

B. ....

C. ....

D. ....

Explorative Diagnostik

Datum: .... Uhrzeit: ....

Berater:innen: ....

Beteiligte (Name, Rolle s. o.):

A. ....

B. ....

C. ....

D. ....

Planungsgespräch zur Förderplanung

Datum: .... Uhrzeit: ....

Berater:innen: ....

Beteiligte (Name, Rolle s. o.):

A. ....

B. ....

C. ....

D. ....

C. Kernbereiche des OLI für UK für die Anamnese und Beobachtung	
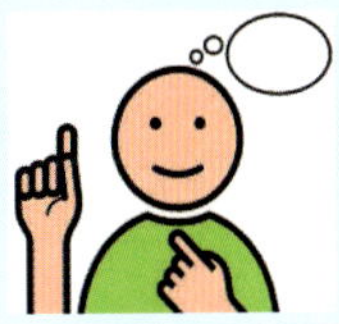	**1. Erwartungen an den Beratungsprozess**
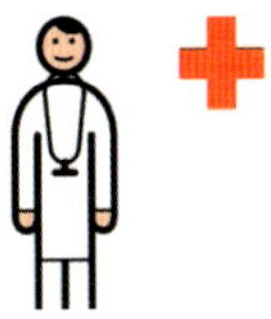	**2. Anamnese und Lebenszusammenhänge**
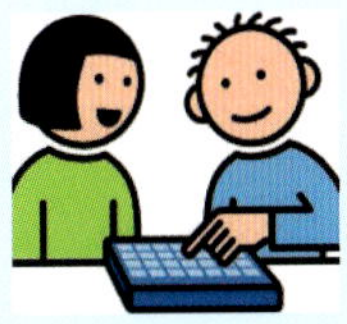	**3. Expressive Kommunikation**
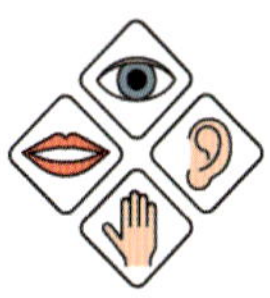	**4. Wahrnehmung**
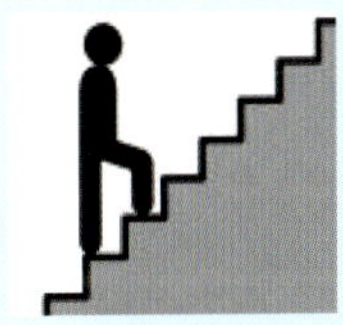	**5. Motorik**
	**6. Kognition**
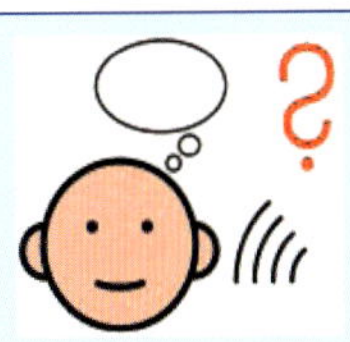	**7. Rezeptive Sprache / Sprachverstehen**
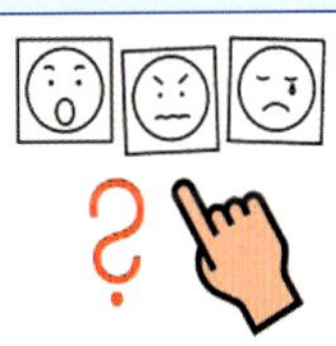	**8. Emotionale und psychosoziale Aspekte**
	**9. Umfeld**

1 Erwartungen an den Beratungsprozess	
1.1 Welche **Erwartungen** haben Sie an die Beratung?	
1.2 Welche **Fragen** sollen beantwortet werden?	
1.3 Was soll sich für die Person und das Umfeld **ändern**?	
1.4 Durch **wen** wurde der Kontakt zur Beratung vermittelt?	

2 Anamnese und Lebenszusammenhänge	
2.1 Wie verliefen **Schwangerschaft** und **Geburt**? (alternativ: welches Ereignis führte zur Kommunikationsbeeinträchtigung?)	
2.2 Kurze Beschreibung der **bisherigen Entwicklung**:	
▪ Interaktion / Kommunikation	
▪ Körperlich-motorische Entwicklung	
▪ Sozial-emotionale Entwicklung	
▪ Kognitive Entwicklung	
2.3 Welche **Diagnose** wurde gestellt? Wann wurde sie gestellt? Gibt es eine Prognose?	
2.4 Welche **Förderung** erhielt die Person **bisher** (von Fachleuten, von Eltern, u.a.)?	
2.5 Welche **Förderung** erhält die Person **aktuell**? ▶ Gibt es Berichte, die Sie zur Verfügung stellen können?	

2.6 Welche **Einrichtungen** besuchte die Person bisher?	
2.7 Wo **lebt** die **Person** jetzt (Familie, Wohneinrichtung, WG, alleine, sonstige Wohnform)? Seit wann? In welchem Lebensumfeld (Mitbewohner, Ort, Umgebung)?	
2.8 Welchem **Bildungs-**, **Rehabilitationsangebot** oder welcher **Beschäftigung** geht die Person derzeit nach?	
2.9 Welchen **Freizeitbeschäftigungen** geht die Person nach?	
2.10 Welche **Vorlieben** und **Interessen** hat die Person?	
2.11 Welche **Abneigungen** hat die Person?	

3 Expressive Kommunikation	
3.1 Welche körpereigenen Kommunikationsformen verwendet die Person (bei komplexen Beeinträchtigungen: an welchen körpereigenen Kommunikationsformen orientieren sich die Bezugspersonen vorrangig?)	Zutreffendes bitte ankreuzen, ggf. mit Kommentar ergänzen; konkrete Begriffsbedeutungen in der Vokabularübersicht (siehe Anhang III., C) listen
■ **Physiologische Parameter (Puls, Herzschlag, Atmung, …)**	☐
■ **Muskeltonus**	☐
■ **Körperhaltung**	☐
■ **Bewegung im Raum**	☐
■ **Berühren**	☐
■ **Zeigen, Deuten**	☐
■ **Führen mit der Hand**	☐
■ **Blick**	☐
■ **Mimik**	☐
■ **Gestik**	☐
■ **Sonstiges Verhalten**	☐
■ **Gebärden / Handzeichen** **Nach welchem System? (z. B. LUG)** **Nach welcher Sammlung?** **(z. B. Kestner-Sammlung)**	☐

▪ **Blickcode** **Welcher? (z. B. Ja-Nein-Code, virtuelles ABC)**	☐
▪ **Laute ohne erkennbare Bedeutung**	☐
▪ **Laute mit erkennbarer Bedeutung**	☐
▪ **Worte** **Welche?** **Verständlichkeit?**	☐
▪ **Sätze**	☐
3.2 Verwendet die Person Symbole in Verbindung mit nicht-elektronischen Kommunikationshilfen? **Wenn ja, welche Symbolform:**	☐ Ja ☐ z. T. ☐ nein Wenn ja: Zutreffendes bitte ankreuzen, ggf. mit Kommentar ergänzen, konkrete Begriffsbedeutungen in der Vokabularübersicht (siehe Anhang III., C) listen
▪ **Objekte / Gegenstände / Miniaturen**	☐
▪ **Fotos**	☐
▪ **Bildsymbole / Graphische Symbole (Piktogramme, Ideogramme)**	☐
▪ **Schrift**	☐

Wenn ja, welche Darstellungsmittel: (jeweils Größe, Anzahl, Themen, Anordnung)	
▪ **Einzelkarte**	☐
▪ **Tafel**	☐
▪ **Mappe**	☐
▪ **Sonstiges**	☐
3.3 Verwendet die Person elektronische Kommunikationshilfen? **Wenn ja, welche?**	☐ Ja ☐ z. T. ☐ nein Wenn ja: Zutreffendes bitte ankreuzen, ggf. mit Kommentar ergänzen:
▪ **Anbahnungshilfe**	☐
▪ **Hilfe mit einfacher Kommunikationsoberfläche (eine Ebene)**	☐
▪ **Hilfe mit komplexer Kommunikationsoberfläche (mehrere Ebenen)**	☐
▪ **Hilfe mit schriftbasierter Kommunikationsoberfläche**	☐
▪ **Tablet / iPad** **Welches Gerät?**	☐

Mit welcher App / welchen Apps? **Wozu wird es genutzt? (z. B. reine Kommunikation oder auch andere Nutzung wie z. B. Spielen, Lernen, Social Media)** **Falls mehrere Funktionen genutzt werden, werden diese über das gleiche oder verschiedene Tablets / iPads genutzt?**	
3.4 Auf welche Weise wird die Kommunikationshilfe angesteuert?	
3.5 Wie umfangreich teilt sich die Person mit?	
▪ **Mit einzelnen Begriffen**	☐
▪ **Mit Zwei-Wort-Sätzen**	☐
▪ **Mit Mehr-Wort-Sätzen**	☐

3.6 Kommunikationsfunktionen (Übersicht zur Vorlage für die / den Befragten)

(Vgl. Kristen 2008)

Kann die Person... Und wie?	Physio-logie	Muskel-tonus	Körper-haltung	Bewe-gung im Raum	Berüh-ren	Zeigen, Deuten	Führen mit der Hand	Blick	Mimik	Gestik	Verhal-ten	Gebär-den / Hand-zeichen	Blick-code	Laute mit / ohne Bedeu-tung	Worte	Objekte	Fotos / Symbole	Schrift	Elektro-nische Hilfe
Aufmerksamkeit zeigen																			
Auf sich aufmerksam machen																			
Soziale Nähe herstellen																			
Protest ausdrücken																			
Freude ausdrücken																			
Wechselseitiges Handeln zeigen																			
Fortsetzung einer unterbrochenen Handlung fordern																			

Expressive Kommunikation

Kann die Person… Und wie?	Physio-logie	Muskel-tonus	Körper-haltung	Bewe-gung im Raum	Berüh-ren	Zeigen, Deuten	Führen mit der Hand	Blick	Mimik	Gestik	Verhal-ten	Gebär-den / Hand-zeichen	Blick-code	Laute mit / ohne Bedeu-tung	Worte	Objekte	Fotos / Symbole	Schrift	Elektro-nische Hilfe
Objekte oder Personen benennen																			
aus mind. zwei Gegenständen auswählen																			
sichtbaren Gegenstand oder Person fordern																			
NICHT sichtbaren Gegenstand oder Person fordern																			
Handlung fordern																			
aus mind. zwei Handlungen auswählen																			
Ja-Nein-Fragen beantworten																			

Kann die Person… Und wie?	Physio-logie	Muskel-tonus	Körper-haltung	Bewe-gung im Raum	Berüh-ren	Zeigen, Deuten	Führen mit der Hand	Blick	Mimik	Gestik	Verhal-ten	Gebär-den / Hand-zeichen	Blick-code	Laute mit / ohne Bedeu-tung	Worte	Objekte	Fotos / Symbole	Schrift	Elektro-nische Hilfe
Erlebnisse erzählen																			
Fragen stellen																			
Bedürfnisse ausdrücken																			
um Hilfe bitten																			
Gefühle oder Befindlichkeiten ausdrücken																			
Plaudern																			
Scherze machen																			
Soziale Etikette erfüllen (begrüßen, bedanken, …)																			

3.7 Kommunikationsfunktionen (zum Ausfüllen für die Fachperson)

(Vgl. Kristen 2008)

Kann die Person… Und wie?	Physiologie	Muskeltonus	Körperhaltung	Bewegung im Raum	Berühren	Zeigen, Deuten	Führen mit der Hand	Blick	Mimik	Gestik	Verhalten	Gebärden / Handzeichen	Blickcode	Laute mit / ohne Bedeutung	Worte	Objekte	Fotos / Symbole	Schrift	Elektronische Hilfe
Aufmerksamkeit zeigen																			
Auf sich aufmerksam machen																			
Soziale Nähe herstellen																			
Protest ausdrücken																			
Freude ausdrücken																			
Wechselseitiges Handeln zeigen																			
Fortsetzung einer unterbrochenen Handlung fordern																			

Expressive Kommunikation

Kann die Person... Und wie?	Physiologie	Muskeltonus	Körperhaltung	Bewegung im Raum	Berühren	Zeigen, Deuten	Führen mit der Hand	Blick	Mimik	Gestik	Verhalten	Gebärden / Handzeichen	Blickcode	Laute mit / ohne Bedeutung	Worte	Objekte	Fotos / Symbole	Schrift	Elektronische Hilfe
Objekte oder Personen benennen																			
aus mind. zwei Gegenständen auswählen																			
sichtbaren Gegenstand oder Person fordern																			
NICHT sichtbaren Gegenstand oder Person fordern																			
Handlung fordern																			
aus mind. zwei Handlungen auswählen																			
Ja-Nein-Fragen beantworten																			

Expressive Kommunikation

Kann die Person… Und wie?	Physiologie	Muskeltonus	Körperhaltung	Bewegung im Raum	Berühren	Zeigen, Deuten	Führen mit der Hand	Blick	Mimik	Gestik	Verhalten	Gebärden / Handzeichen	Blickcode	Laute mit / ohne Bedeutung	Worte	Objekte	Fotos / Symbole	Schrift	Elektronische Hilfe
Erlebnisse erzählen																			
Fragen stellen																			
Bedürfnisse ausdrücken																			
um Hilfe bitten																			
Gefühle oder Befindlichkeiten ausdrücken																			
Plaudern																			
Scherze machen																			
Soziale Etikette erfüllen (begrüßen, bedanken, …)																			

3.8 Setzt die Person bei nicht erfolgreicher Kommunikation ihre Kommunikationsformen und -mittel **variabel** ein?	☐ Ja ☐ z.T. ☐ nein
3.9 Wird die Person mit ihren benannten Kommunikationsformen und -mitteln **verlässlich verstanden?** Wenn nein, in welchen Zusammenhängen bestehen **Schwierigkeiten**? (ggf. Strukturierte Verhaltensbeobachtung mitgeben siehe Anhang III., D.)	☐ Ja ☐ z.T. ☐ nein
3.10 **Dialoggestaltung und Gesprächsführungskompetenzen:**	
Kann die Person	
▪ Kommunikation **initiieren**	☐ Ja ☐ z.T. ☐ nein
▪ Kommunikation **gezielt aufrechterhalten**	☐ Ja ☐ z.T. ☐ nein
▪ **kommentieren** (z.B. Zustimmung, eigener Gesprächsbeitrag)	☐ Ja ☐ z.T. ☐ nein
▪ **das Thema bestimmen**	☐ Ja ☐ z.T. ☐ nein
▪ **Turn-Taking-Verhalten zeigen**	
a) als früher, präintentionaler, präsymbolischer Dialog (z.B. Lautdialog)	☐ Ja ☐ z.T. ☐ nein

b) als Wechselspiel mit Objekten (z. B. Gib-Nimm-Spiele)	☐ Ja ☐ z. T. ☐ nein
c) als Dialog mit Symbolen (z. B. wechselseitiges Zeigen auf Symbole)	☐ Ja ☐ z. T. ☐ nein
d) als verbaler Dialog (einschließlich Einsatz von Sprachcomputern und / oder Gebärden)	☐ Ja ☐ z. T. ☐ nein
▪ Kommunikation **gezielt beenden**	☐ Ja ☐ z. T. ☐ nein

4 Wahrnehmung	
Gibt es Besonderheiten oder Auffälligkeiten in folgenden Bereichen der Wahrnehmung?	
4.1 Kinästhetische bzw. propriozeptive Wahrnehmung (Bewegungssinn, z. B. Dosierung von Kraftaufwand, Wahrnehmung von Druck, Tiefenwahrnehmung, vibratorische Reize)	☐ unauffällig / dem Entwicklungsstand entsprechend ☐ auffällig / aktuelle Kompetenzen: ☐ besondere Abneigungen / Vorlieben:
4.2 Vestibuläre Wahrnehmung (Gleichgewichtssinn, z. B. Reaktion auf Bewegungen, Schaukeln, Drehen einschließlich der Funktion des Gleichgewichtssinns zur Koordinierung von Bewegungen)	☐ unauffällig / dem Entwicklungsstand entsprechend ☐ auffällig / aktuelle Kompetenzen: ☐ besondere Abneigungen / Vorlieben:
4.3 Taktile Wahrnehmung (Berührungssinn, z. B. Reaktion auf oder Erkundung von Oberflächen, Konsistenzen) ▪ somatisch: über die ganze Körperoberfläche ▪ haptisch: über die Hände ▪ oral: über den Mund ▪ passiv / aktiv	☐ unauffällig / dem Entwicklungsstand entsprechend ☐ auffällig / aktuelle Kompetenzen: ☐ besondere Abneigungen / Vorlieben:
4.4 Olfaktorische / Gustatorische Wahrnehmung (Geruchs- und Geschmackssinn)	☐ unauffällig / dem Entwicklungsstand entsprechend ☐ auffällig / aktuelle Kompetenzen: ☐ besondere Abneigungen / Vorlieben:

4.5 Auditive Wahrnehmung (Hörsinn, z. B. Reaktion auf Geräusche, Geräuschlokalisation, Hörverarbeitung)	☐ unauffällig / dem Entwicklungsstand entsprechend ☐ auffällig / aktuelle Kompetenzen: ☐ besondere Abneigungen / Vorlieben:
Bei Auffälligkeiten: Hörschädigung / Einschränkungen des Hörens / Erkrankungen der Hörorgane bekannt? (z. B. Schwerhörigkeit, Mittelohrentzündungen)	☐ nein ☐ ja ▸ welche?
Zeitpunkt der letzten Überprüfung des Hörvermögens:	______________________________ (Datum)
Hilfsmittel?	☐ nein ☐ ja ▸ welche, seit wann?
4.6 Visuelle Wahrnehmung (Gesichtssinn, z. B. Sehschärfe, visuelle Orientierung, Sehverarbeitung)	☐ unauffällig / dem Entwicklungsstand entsprechend ☐ auffällig / aktuelle Kompetenzen: ☐ besondere Abneigungen / Vorlieben:
Bei Auffälligkeiten: Sehschädigung / Einschränkungen des Sehens / Erkrankungen der Sehorgane bekannt? (z. B. Sehschärfe, Gesichtsfeld, Fixieren, Kontrast, Formerkennung, Figur-Grund-Wahrnehmung)	☐ nein ☐ ja ▸ welche?
Zeitpunkt der letzten Überprüfung des Sehvermögens:	______________________________ (Datum)
Hilfsmittel?	☐ nein ☐ ja ▸ welche, seit wann?

4.7 Körperschema (z. B. Raum-Lage-Empfinden, Orientierung am eigenen Körper, Kenntnis der Körperteile)	☐ unauffällig / dem Entwicklungsstand entsprechend ☐ auffällig / aktuelle Kompetenzen: ☐ besondere Abneigungen / Vorlieben:
4.8 Schmerzempfinden ▪ Wie äußert die Person Schmerzen? ▪ Aus welchem Verhalten kann Schmerz abgelesen werden? ▪ Differenzierungsmöglichkeiten? ▪ Bekannte Ursachen für Schmerzen?	☐ unauffällig ☐ unklar, da sich die Person nicht eindeutig dazu äußern kann ☐ Überempfindlichkeit ☐ Unterempfindlichkeit

5 Motorik	
5.1 Mobilität: Kann die Persons selbstständig …	
… liegen?	☐ ja ☐ z. T. ☐ nein
▪ Ausführungen zur Form der Lagerung	
▪ mit Hilfsmitteln / Assistenz	☐ ja ☐ z. T. ☐ nein Wenn ja, welche:
… sitzen?	☐ ja ☐ z. T. ☐ nein
▪ Ausführungen zur Sitzposition	
▪ mit Hilfsmitteln / Assistenz	☐ ja ☐ z. T. ☐ nein Wenn ja, welche:
… stehen?	☐ ja ☐ z. T. ☐ nein
▪ Ausführungen zur Art des Stehens	
▪ mit Hilfsmitteln / Assistenz	☐ ja ☐ z. T. ☐ nein Wenn ja, welche:
… sich im Raum fortbewegen?	☐ ja ☐ z. T. ☐ nein
▪ robben, krabbeln	☐ ja ☐ z. T. ☐ nein
▪ Kniestand-Lauf	☐ ja ☐ z. T. ☐ nein
▪ Laufen	☐ ja ☐ z. T. ☐ nein
▪ mit Hilfsmitteln / Assistenz	☐ ja ☐ z. T. ☐ nein Wenn ja, welche:

5.2 Positionierung	
Bevorzugte Positionierung für Kommunikation, Spielsituationen und Aktivitäten (ggf. Hinweise zur Lagerung / Hilfsmittel für Exploration)	
Welche **weiteren Positionen** und Aspekte der Mobilität müssen für die Kommunikation im Alltag berücksichtigt werden?	
Gibt es **Signale** der Belastungsgrenzen bzgl. der Lagerung / Positionierung?	☐ ja ☐ nein Wenn ja, welche? Inwieweit relevant?
Bedarf und Zeitintervalle von **Lagerungswechseln**	☐ ja ☐ nein
Assistenz beim Lagerungswechsel	☐ ja ☐ nein
5.3 Auge-Hand-Koordination	
Kann die Person...	
▪ ... eine **gezielte Armbewegung** ausführen?	☐ ja ☐ z. T. ☐ nein
▪ ... eine **gezielte Handbewegung** ausführen?	☐ ja ☐ z. T. ☐ nein
▪ ... eine **Zeigebewegung** durchführen? (Arm, Hand, Finger)	☐ ja ☐ z. T. ☐ nein

Kann die Person ...	
▪ ... willkürlich **greifen** / **loslassen**?	☐ ja ☐ z. T. ☐ nein
▪ ... den **Scherengriff** anwenden?	☐ ja ☐ z. T. ☐ nein
▪ ... den **Pinzettengriff** / **Zangengriff** anwenden?	☐ ja ☐ z. T. ☐ nein
Bei eingeschränkter Arm- / Handmotorik: Welche **Körperteile** kann die Person gezielt und kontrolliert bewegen? Gibt es **alternative Zeigegesten** (Kopf, Rumpf, Blick usw.)?	
Besteht eine Lateralität (bevorzugte Seite)?	☐ rechts ☐ links ☐ nein
Überkreuzt die Person die Mittellinie?	☐ ja ☐ z. T. ☐ nein
5.4 Mundmotorik und Atmung	
Bestehen Besonderheiten im Zusammenhang mit der **Mundmotorik**?	☐ ja ☐ nein Wenn ja, welche (z. B. fehlender Mundschluss, Speichelfluss, Hyper- / Hypotonie)?
Liegen **Schluckstörungen** vor?	☐ ja ☐ nein
Trägt die Person ein **Tracheostoma**?	☐ ja ☐ nein Wenn ja, ☐ vorübergehend ☐ voraussichtlich dauerhaft

6 Kognition

6.1 Aufmerksamkeit und Wachheit

Macht die Person prinzipiell **einen wachen, orientierten Eindruck**?	☐ ja ☐ z. T. ☐ nein Erläuterung:
Gibt es **Besonderheiten im Tagesrhythmus**? Wann ist die Person besonders gut aufnahmebereit?	☐ ja ☐ z. T. ☐ nein ☐ eher vormittags zwischen ___________ Uhr ☐ eher nachmittags zwischen _________ Uhr ☐ egal ☐ unterschiedlich / tagesformabhängig
Wie lange ist die maximale **Aufmerksamkeitsspanne** der Person bei ... a) **selbstgewählten Tätigkeiten** / beliebten Beschäftigungen? b) **neuen Tätigkeiten** / in Anforderungssituationen?	
In welcher **Zeitfrequenz** sind (kurze) **Pausen** erforderlich? Wie lang sollten die Pausen sein?	
Welche Art der **Ansprache** weckt und erhält am zuverlässigsten das Interesse und die Aufmerksamkeit der Person? (z. B. auditiv, visuell, taktil)	
Welche **Faktoren** beeinflussen die Wachheit und die Aufnahmebereitschaft? (z. B. Medikamente, Epilepsie, Schlaf, Müdigkeit, Reizoffenheit)	

6.2 Umgang mit Objekten	
Exploriert die Person angebotene Objekte aktiv? Wenn ja: Wie macht sie das bevorzugt?	☐ ja ☐ z. T. ☐ nein ☐ visuell (betrachten ...) ☐ auditiv (Geräusche machen, schütteln ...) ☐ manuell-taktil (ertasten, Form erfassen ...) ☐ mit dem Mund ☐ durch Werfen bzw. Fallenlassen
Wiederholt die Person bestimmte Handlungen mit Objekten für einen **Effekt** (Ursache-Wirkung)?	☐ ja ☐ z. T. ☐ nein
Zeigt die Person **funktionsadäquate Reaktionen** auf Objekte (Wiedererkennen / Antizipation von Situationen)?	☐ ja ☐ z. T. ☐ nein
Setzt die Person **Objekte** der Funktion entsprechend aktiv **ein** (z. B. kämmt mit dem Kamm Haare)?	☐ ja ☐ z. T. ☐ nein
Setzt die Person Objekte **symbolisch** ein (z. B. So-tun-als-ob-Spiele, Haarbürste als Mikrophon)?	☐ ja ☐ z. T. ☐ nein
6.3 Sozial-kognitive Entwicklung	
Imitiert die Person Verhaltensweisen (z. B. Bewegungen, Laute, Wörter)?	☐ ja ☐ z. T. ☐ nein
Versteht die Person, dass sie **Einfluss nehmen** kann auf andere Menschen (Ursache-Wirkung in sozialen Bezügen)?	☐ ja ☐ z. T. ☐ nein

Wendet sich die Person mit dem Kommunikationspartner **gemeinsam** einem Gegenstand zu (referenzieller Blick)?	☐ ja ☐ z. T. ☐ nein
Folgt die Person dem **Blick oder der Zeigerichtung** des Kommunikationspartners?	☐ ja ☐ z. T. ☐ nein
Lenkt die Person die **Aufmerksamkeit** des Kommunikationspartners hin zu einem Objekt?	☐ ja ☐ z. T. ☐ nein
Nutzt die Person ein Objekt, um die **Aufmerksamkeit** des Kommunikationspartners zu **erlangen**?	☐ ja ☐ z. T. ☐ nein
Versteht die Person, dass sie sich zusammen mit einem Kommunikationspartner **auf etwas Gemeinsames beziehen** kann? (Triangulation) (z. B. Kind schaut Mutter an und macht Geste zur Flasche hin, um die Flasche zu bekommen)	☐ ja ☐ z. T. ☐ nein
Versteht die Person in entsprechenden Situationen **Regeln** (z. B. Straßenverkehr, Gesellschaftsspiele, soziale Konventionen)?	☐ ja ☐ z. T. ☐ nein
Hält sich die Person in entsprechenden Situationen **an Regeln**?	☐ ja ☐ z. T. ☐ nein
Wie wird das Verstehen und Einhalten von **Regeln und Konsequenzen unterstützt**?	

6.4 Höhere kognitive Funktionen / Abstraktion			
Kann die Person Objekte **nach Gebrauchswert oder Funktion sortieren** (z. B. Dinge zum Spielen, zum Essen, zum Anziehen, usw.)?	☐ ja	☐ z. T.	☐ nein
Kann die Person Objekte nach einzelnen **Merkmalen sortieren** (z. B. Farbe, Form, usw.)?	☐ ja	☐ z. T.	☐ nein
Versteht die Person Oberbegriffe und kann **Kategorien bilden** (Tiere, Fahrzeuge, usw.)?	☐ ja	☐ z. T.	☐ nein
6.5 Orientierung			
Kann sich die Person **räumlich** orientieren ...			
... in vertrauter Umgebung?	☐ ja	☐ z. T.	☐ nein
... in unvertrauter Umgebung?	☐ ja	☐ z. T.	☐ nein
Kann die Person **Handlungen antizipieren** (z. B. nach ... zeigt die Person Vorfreude auf ... wie z. B. beim Hoppe-hoppe-Reiter-Spiel)?	☐ ja	☐ z. T.	☐ nein
Ist bei der Person ein Verständnis für wiederkehrende Situationen und Handlungsabläufe (Rituale) im Alltag erkennbar? Wenn ja: Welche **Rituale** sind im Alltag besonders wichtig?	☐ ja	☐ z. T.	☐ nein
Reagiert die Person auf **Unterbrechungen** oder (unerwartete) Veränderungen in vertrauten **Alltagsroutinen**?	☐ ja	☐ z. T.	☐ nein

Fordert die Person eine **Fortsetzung** einer unterbrochenen Handlung ein?	☐ ja ☐ z. T. ☐ nein
Initiiert die Person bekannte / vertraute Handlungsabläufe eigenständig?	☐ ja ☐ z. T. ☐ nein
Kann die Person **bekannte** Handlungsabläufe / Aufgaben in der **richtigen Reihenfolge** umsetzen?	☐ ja ☐ z. T. ☐ nein
Kann die Person **mehrschrittige Handlungsabläufe planen und umsetzen**?	☐ ja ☐ z. T. ☐ nein
Kann die Person problemlos **Übergänge** von einer Situation in die nächste bewältigen?	☐ ja ☐ z. T. ☐ nein
Kann sich die Person **zeitlich orientieren** (gestern, morgen, später, jetzt, usw.)?	☐ ja ☐ z. T. ☐ nein

7 Rezeptive Sprache / Sprachverstehen	
7.1 Reagiert die Person auf **Ansprache**?	☐ ja ☐ z. T. ☐ nein Wenn ja, wie?
7.2 Reagiert die Person auf ihren **Namen**?	☐ ja ☐ z. T. ☐ nein
7.3 Reagiert die Person adäquat auf **Schlüssel- / Signalwörter?**	
▪ in der Situation – kontextabhängig?	☐ ja ☐ z. T. ☐ nein
▪ außerhalb der Situation – kontextunabhängig?	☐ ja ☐ z. T. ☐ nein
7.4 Reagiert die Person adäquat auf Aussagen in **Leichter Sprache**?	
▪ in der Situation – kontextabhängig?	☐ ja ☐ z. T. ☐ nein
▪ außerhalb der Situation – kontextunabhängig?	☐ ja ☐ z. T. ☐ nein
7.5 Reagiert die Person adäquat auf **komplexe Aussagen**?	
▪ in der Situation – kontextabhängig? (z. B. mehrschrittige Arbeitsaufträge)	☐ ja ☐ z. T. ☐ nein
▪ außerhalb der Situation – kontextunabhängig? (z. B. Ankündigung von Ereignissen)	☐ ja ☐ z. T. ☐ nein

7.6 Kann die Person zu einem **gesprochenen Wort** das passende ... **zeigen?**	
... Objekt	☐ ja ☐ z. T. / unklar ☐ nein
... Foto	☐ ja ☐ z. T. / unklar ☐ nein
... Bild (Abbildung / Zeichnung)	☐ ja ☐ z. T. / unklar ☐ nein
... Piktogramm / Bildsymbol (z. B. PCS, Metacom, BLISS)	☐ ja ☐ z. T. / unklar ☐ nein
... geschriebene Wort	☐ ja ☐ z. T. / unklar ☐ nein
7.7 Zeigt die Person eine **funktionsadäquate Reaktion** auf das Angebot von einem ... (z. B. Piktogramm mit Jacke ▶ die Jacke holen)?	
... Objekt	☐ ja ☐ z. T. / unklar ☐ nein
... Foto	☐ ja ☐ z. T. / unklar ☐ nein
... Bild (Abbildung / Zeichnung)	☐ ja ☐ z. T. / unklar ☐ nein
... Piktogramm / Bildsymbol (z. B. PCS, Metacom, BLISS)	☐ ja ☐ z. T. / unklar ☐ nein
... geschriebenen Wort	☐ ja ☐ z. T. / unklar ☐ nein
7.8 Setzt die Person oben aufgeführte Mittel aus eigener Initiative ein, **um etwas einzufordern oder um eine Interaktion** zu beginnen?	☐ ja ☐ z. T. / unklar ☐ nein Wenn ja, welche?

7.9 Zeigt die Person **Interesse an „Geschichten“**?	
▪ Zeigt die Person Interesse am Anschauen von **Bilderbüchern bzw. Zeitschriften, Journalen o.ä.**?	☐ ja ☐ z. T. ☐ nein
▪ **Kommentiert** die Person Bilder oder erwartet dies von der Bezugsperson?	☐ ja ☐ z. T. ☐ nein
▪ Kann die Person **kleine Geschichten** mit klaren Abfolgen verstehen?	☐ ja ☐ z. T. ☐ nein
▪ Schaut die Person gern **TV, Videos** oder hört **Hörspiele**?	☐ ja ☐ z. T. ☐ nein
▪ **Versteht** die Person **komplexere** Inhalte von Erzählungen, Geschichten?	☐ ja ☐ z. T. ☐ nein
7.10 Zeigt die Person **Reaktionen auf Fragen**? **Wenn ja, welche?**	
▪ Symbolische Antwort (Lautsprache, Gebärden, Bildsymbole)	☐ ja ☐ z. T. ☐ nein
▪ Ja und Nein	☐ ja ☐ z. T. ☐ nein
▪ Reaktion durch Handlung	☐ ja ☐ z. T. ☐ nein
▪ Andere körpersprachliche Reaktionen (z. B. Tonus, Blickverhalten)	☐ ja ☐ z. T. ☐ nein

7.11 Auf welche Art von Fragen reagiert die Person?	
▪ Objektbezogene Fragen	☐ ja ☐ z. T. ☐ nein
▪ Handlungsbezogene Fragen	☐ ja ☐ z. T. ☐ nein
▪ Informationsbezogene Fragen	☐ ja ☐ z. T. ☐ nein
7.12 Reagiert die Person auf **Witz** und / oder **Ironie**?	☐ ja ☐ z. T. ☐ nein
7.13 Werden durch die **Bezugspersonen Kommunikationsmittel** bzw. **-strategien** genutzt, um …	
… das **Sprachverständnis** von der Person zu unterstützen?	☐ ja ☐ z. T. ☐ nein Wenn ja, welche?
… die **Ausdrucksmöglichkeiten** von der Person zu unterstützen? (z. B. Modelling)	☐ ja ☐ z. T. ☐ nein Wenn ja, welche?

8 Emotionale und psychosoziale Aspekte	
8.1 Wie ist die **Grundstimmung** / allgemeine Stimmungslage der Person? Gibt es häufige **Stimmungswechsel**?	 ☐ ja ☐ z. T. ☐ nein
8.2 Reagiert die Person auf **Nähe** zu anderen Menschen? Wenn ja, wie?	☐ ja ☐ z. T. ☐ nein
8.3 Zeigt die Person **Reaktionen** auf bekannte Personen (z. B. auf vertraute Stimme, Gesicht, ...)? Wenn ja, welche? **Erkennt** die Person bekannte Personen wieder?	☐ ja ☐ z. T. ☐ nein ☐ ja ☐ z. T. ☐ nein
8.4 Zeigt die Person **unterschiedliche Reaktionen** auf verschiedene Personen? Wenn ja, welche? Worin liegen die Vorlieben und Abneigungen vermutlich begründet? (z. B. Sympathie, Antipathie oder in der Art der Ansprache?)	☐ ja ☐ z. T. ☐ nein
8.5 Wird ein (großes) **Kommunikationsbedürfnis** bei der Person wahrgenommen? Wenn ja, wie zeigt sich dies?	☐ ja ☐ z. T. ☐ nein

8.6 Wie reagiert die Person, wenn ihr Anliegen **nicht verstanden** wird? z. B.	
▪ keine Reaktion	☐ ja ☐ z. T. ☐ nein
▪ wiederholen / Variation	☐ ja ☐ z. T. ☐ nein
▪ gibt schnell auf	☐ ja ☐ z. T. ☐ nein
▪ Wutausbrüche	☐ ja ☐ z. T. ☐ nein
▪ Frustration	☐ ja ☐ z. T. ☐ nein
▪ Rückzug / Resignation	☐ ja ☐ z. T. ☐ nein
▪ herausforderndes Verhalten (Strukturierte Verhaltensbeobachtung mitgeben siehe Anhang III., D)	☐ ja ☐ z. T. ☐ nein
▪ Sonstiges	Bitte näher beschreiben:
8.7 Zeigt die Person **herausforderndes Verhalten**? Wenn ja, welches und in welchen Situationen? (Strukturierte Verhaltensbeobachtung mitgeben siehe Anhang III., D)	☐ ja ☐ z. T. ☐ nein

9 Das Umfeld der Person[1]

1. Mit welchen Personen im Umfeld kommuniziert die Person?

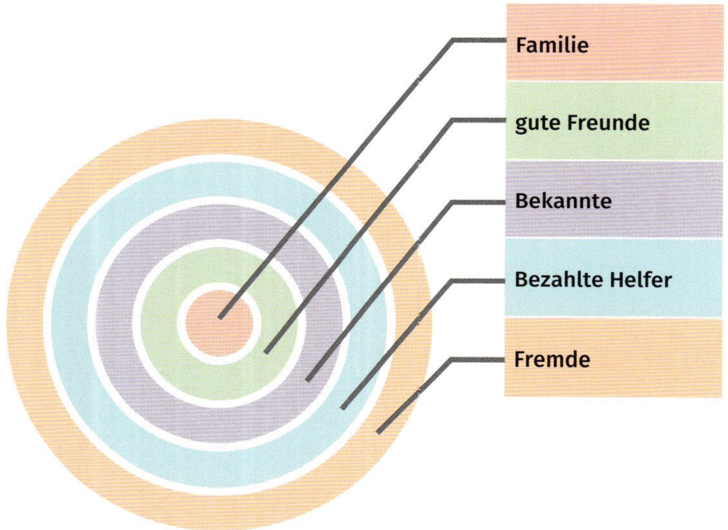

Namen							
Attribut							
Attribut							
Namen							
Attribut							
Attribut							
Namen							
Attribut							
Attribut							
Namen							
Attribut							
Attribut							
Namen							
Attribut							
Attribut							

Attribute (2.–6.): Die folgenden Attribute (**fettgedruckt**) bezeichnen besondere Fähigkeiten / Zuschreibungen der in der Tabelle genannten Personen. Sie werden den jeweiligen Personen zugeordnet. Beispiel: Familie: Name: Mutter / Attribut: effektivste; Erfahrung

2. Wer aus der Tabelle ist der
   - 2.1 **häufigste** Kommunikationspartner?
   - 2.2 **beliebteste** Kommunikationspartner?
   - 2.3 **effektivste** Kommunikationspartner?
3. Wer aus der Tabelle besitzt bereits **Wissen** und **Erfahrung** bezüglich UK, könnte Wissen über UK vermitteln?
4. Wer aus der Tabelle zeigt sich **aufgeschlossen** für Neues z. B. technisch interessiert?
5. Wer aus der Tabelle steht UK evtl. **skeptisch** gegenüber?
6. Wer aus der Tabelle kommuniziert selbst über UK (**UK- Nutzer**)?

[1] *Vgl. Blackstone / Hunt Berg in der Übersetzung von Wachsmuth (2006)*

9 Umfeld	
Welche **Aspekte** könnten die Umsetzung von UK **beeinflussen**?	
Sind folgende **Ressourcen** im Umfeld vorhanden:	
▪ **Technisches** Verständnis?	☐ ja ☐ z. T. ☐ nein
▪ **Zeitliche** Ressourcen (z. B. für Materialbeschaffung und -erstellung für Kommunikationshilfen)?	☐ ja ☐ z. T. ☐ nein
▪ **Grundausstattung** zur Erstellung von Kommunikationshilfen (z. B. Symbolsammlung, Gebärdensammlung, Laminiergerät, ...)?	☐ ja ☐ z. T. ☐ nein
▪ **Wissen / Erfahrung** zur Umsetzung von UK im Alltag?	☐ ja ☐ z. T. ☐ nein
▪ **Zeit für Zusammenarbeit** aller am Förderprozess beteiligten Personen (z. B. Eltern, Team, Therapeuten, ...)?	☐ ja ☐ z. T. ☐ nein
▪ Wer übernimmt die **Verantwortung** für die Umsetzung von UK?	
Welche **Barrieren** sollten beachtet werden?	
Was soll zur **Exploration** mitgebracht werden?	

Übersicht – Nächste Schritte

D. Auswertung der Anamnese

E. Planung der explorativen Diagnostik

F. Ergebnisse der explorativen Diagnostik

G. Beratungsgespräche

H. Reflexion des Beratungsprozesses

I. Evaluationsgespräch

D. Auswertung der Anamnese

Bereich	Fähigkeiten / Bedingungen	Folgerungen für die explorative Diagnostik	Folgerungen für die Förderempfehlung	Offene Fragen
Kommunikationsfähigkeit allgemein				
Expressive Kommunikation				
Rezeptive Sprache / Sprachverstehen				
Wahrnehmung				
Grob- und Feinmotorik				

Bereich	Fähigkeiten / Bedingungen	Folgerungen für die explorative Diagnostik	Folgerungen für die Förderempfehlung	Offene Fragen
Kognition				
Emotionale und psychosoziale Aspekte				
Umfeld				
Offene Rückfragen an das Umfeld				
Offene Fragen für die explorative Diagnostik				

E. Planung der explorativen Diagnostik

Interessen / Vorlieben der Person:

Fragestellung:

Aktivitäten / Spielideen	Zu überprüfende Fähigkeiten	Ziel(e) der Exploration	Material	Fokus der Beobachtung

Notizen

F. Ergebnisse der explorativen Diagnostik

Zusammenfassung der Beobachtung zu den einzelnen Aktivitäten	Analyse / Interpretation	Schlussfolgerungen für die Förderempfehlung	
		Zielsetzung	Möglichkeiten der Umsetzung

Notizen

G. Beratungsgespräch

Ablauf:

1. **Vorstellen der Ergebnisse aus Anamnese und Exploration (siehe oben II. D und F)**
2. **Empfehlungen darstellen**
3. **Gemeinsame Überlegungen zur praktischen Umsetzung anstellen (Tageszeitenuhr, siehe III. Ergänzungen A und B)**
4. **Termin zum Evaluationsgespräch vereinbaren**

Individuelle Ziele für den Einsatz von UK	Empfehlungen	Konkrete Absprachen mit dem Umfeld, Vereinbarung von Zuständigkeiten

Im Fall einer Hilfsmittelversorgung:

☐ **Weg der Beantragung geklärt**

☐ **Absprachen zur Überbrückung bis zur Auslieferung des Hilfsmittels getroffen**

☐ **Rückmeldung über Genehmigung vereinbart**

☐ **Rückmeldung über Termin der Auslieferung vereinbart**

Termin Evaluationsgespräch: ______________________________

H. Reflexion des Beratungsprozesses	
Reflexionsimpulse: Wortwahl, Rollenverteilung, Sprecherwechsel, Blickverhalten, gleichwertige Einbeziehung, Sitzordnung, Raumgestaltung, Atmosphäre, angepasste Schnelligkeit usw.	
1. Positive Aspekte	
2. Empfehlungen für die nächste Beratung	
3. Störende Rahmenbedingungen während des Beratungsprozesses	
4. Weitere Anmerkungen	

I. Evaluationsgespräch

Datum: .... Uhrzeit: ....

Berater:innen: ....

Beteiligte (Name, Rolle):

1. Familie **2. Freunde** **3. Bekannte** **4. bezahlte Helfer** **5. Fremde**

1.

2.

3.

4.

Der Einsatz von UK	
Frage	**Gespräch**
Wie ist es Ihnen mit der Umsetzung der Maßnahmen ergangen?	
Konnten alle Maßnahmen umgesetzt werden?	☐ ja ☐ z.T. ☐ nein
Was konnte erfolgreich in den **Alltag** integriert werden?	
In welchen **Lebensbereichen** kam UK seitdem zum Einsatz? (z.B. zu Hause, Wohneinrichtung, Kindergarten, Schule, Arbeit ...)	

In welchen **Situationen** kam UK seitdem zum Einsatz? (z. B. Einzelförderung, Unterricht, Morgenkreis, Arbeit, Pausen ...)	
Wie oft kamen die Maßnahmen der UK zum Einsatz?	☐ mehrmals täglich ☐ einmal täglich ☐ weniger ☐ kontinuierlich im Alltag
Hat sich das **Kommunikationsverhalten** der Person verändert? Wenn ja, wie?	☐ ja ☐ z. T. ☐ nein
Benutzt die Person die Kommunikationsmittel und Strategien **aktiv / spontan**?	☐ ja ☐ z. T. ☐ nein
Wirken sich die UK-Maßnahmen auf die aktive **Teilhabe** der Person aus? Wenn ja, wie und in welchen Situationen?	☐ ja ☐ z. T. ☐ nein
Wie hat das **Umfeld** auf die neuen Kommunikationsmittel und Strategien reagiert?	
Wo gab es **Grenzen** oder **Schwierigkeiten**?	

Welche **Ideen** gibt es zur **Bewältigung** der Schwierigkeiten?	
Offene Fragen	
Neue Förderempfehlungen / neue Vereinbarungen	

Empfanden Sie die Beratung als hilfreich? Wenn nein, was könnte verbessert werden?	☐ ja ☐ z.T. ☐ nein

Nächster Termin: ....

III. Ergänzungen

A. Tageszeitenuhr zur ERFASSUNG von kommunikativen Situationen

B. Tageszeitenuhr zur PLANUNG von kommunikativen Situationen

C. Vokabularübersicht

D. Strukturierte Verhaltensbeobachtung

E. Quellenverzeichnis

A. Tageszeitenuhr zur ERFASSUNG von kommunikativen Situationen (zum Ausfüllen für das soziale Umfeld)[2]

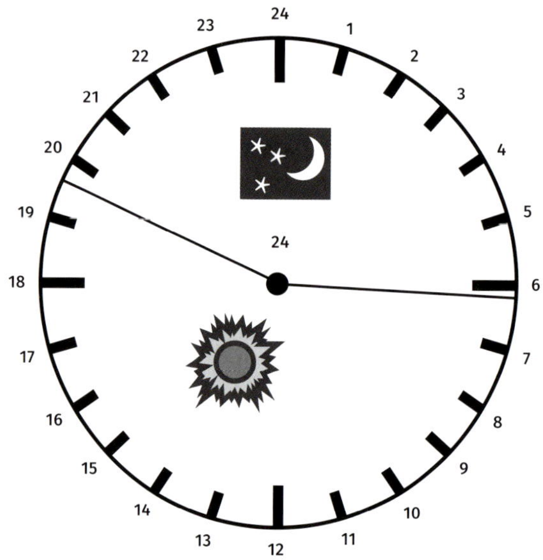

Zeit	Regelmäßige kommunikative Situationen	Problematische Kommunikationssituationen

[2] *Vgl. Boenisch / Sachse 2007*

B. Tageszeitenuhr zur PLANUNG von kommunikativen Situationen[3]

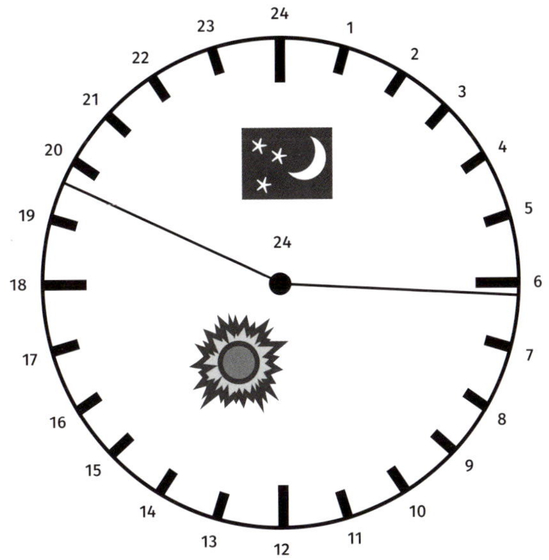

Zeit	Geeignete Situation für Intervention	Empfehlung	Dafür verantwortliche Person

3 *Vgl. Boenisch / Sachse 2007*

C. Vokabularübersicht

Name Klient:in: .... Datum: ....

Vokabel / Begriff	Wort	Laut	Gebärde / Geste	Körpereigene Zeichen / Handlungen	Objekt	Grafisches Symbol	Sonstiges

D. Strukturierte Verhaltensbeobachtung[4]

Name Klient:in: .... Datum: ....

WAS (Beschreibung des Verhaltens)	**WANN** (Genaues Datum und Uhrzeit, Wochentag)	**WO** (Genauer Ort)	**MIT WEM** (Name der Person, bei der die beobachtete Person das Verhalten zeigt)	**WIE** (Unter welchen konkreten Bedingungen zeigt die beobachtete Person das Verhalten? Gibt es einen weiteren Rahmen?)	**REAKTIONEN** (Wie reagiert die Person aus dem Umfeld auf das Verhalten der beobachteten Person?)

4 *Vgl. Theunissen 2020*

E. Quellenverzeichnis

Blackstone, S. & Hunt Berg, M. (Deutsche Ausgabe herausgegeben und übersetzt von Wachsmuth, S.) (2006). Soziale Netzwerke. Ein Instrument zur Erfassung der Kommunikation unterstützt kommunizierender Menschen und ihrer Kommunikationspartnerinnen und -partner. Karlruhe: von loeper.

Boenisch, J. & Sachse, S. (2007). Diagnostik und Beratung in der Unterstützten Kommunikation. Theorie, Forschung und Praxis. Karlsruhe: von loeper.

Kristen, U. (2008). Diagnosebogen zur Abklärung kommunikativer Fähigkeiten. In: von loeper/ Gesellschaft für Unterstützte Kommunikation (13. erweiterte Aufl., 2017) (Hrsg.), Handbuch der Unterstützten Kommunikation. Karlsruhe: von loeper, 14.023.001-14.030.001.

Theunissen, G., unter Mitarbeit von Schubert, M. (2020). Positive Verhaltensunterstützung. Eine Arbeitshilfe für den pädagogischen Umgang mit herausforderndem Verhalten bei Kindern, Jugendlichen und Erwachsenen mit Lernschwierigkeiten, sogenannter geistiger oder mehrfacher Behinderung. Marburg: Lebenshilfe-Verlag.

Raum für Notizen

Raum für Notizen

Gelebte Inklusion ... Bücher von Reinhilde Stöppler

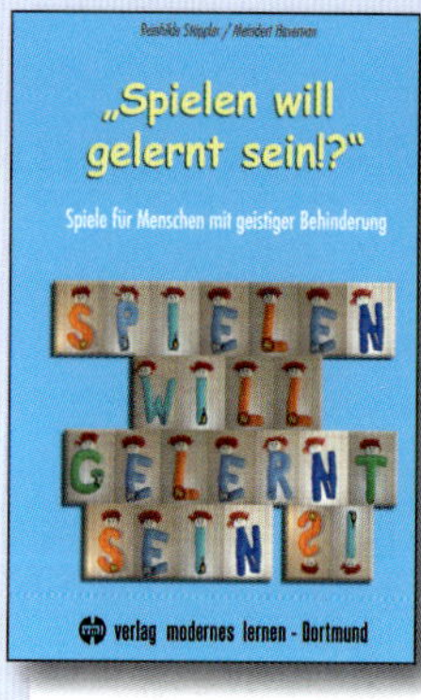

Reinhilde Stöppler / Meindert Haveman

„Spielen will gelernt sein!?"

Spiele für Menschen mit geistiger Behinderung

„Nach 30 Seiten Einführung, in der auf Spieltheorie und entwicklungspsychologische Hintergründe eingegangen wird, stellen die Autoren im Praxisteil auf über 100 Seiten Spiele und ihre ‚Stolpersteine' vor: vom ‚Mensch ärgere dich nicht' bis hin zum frei erfundenen Spiel. Das Buch ist ein Muss für spielbegeisterte Pädagoginnen und Pädagogen."

Claudia Osburg, Deutsch differenziert

„Insgesamt sind die Modifizierungen und Neuentwicklungen der Spiele sehr gut gelungen. Viele Kopiervorlagen und Bastelanleitungen erleichtern die Anfertigung. Die Spiele haben unterschiedliche Anspruchsniveaus und Akzentsetzungen und sind daher vielfältig einsetzbar. Sie eignen sich nicht nur für den Einsatz in Förderschulen, sondern auch sehr gut für Kinder, die den allgemeinen Anforderungen der ‚normalen' Spiele nicht gewachsen sind, sei es, dass sie zu komplex oder kognitiv und/oder motorisch zu anspruchsvoll sind.
Fazit: Spiele für die Praxis für Kinder und Jugendliche mit Beeinträchtigungen." Marianne Broglie, skg-forum.de

3. Auflage, 152 S., farbige Abb., Format 16x23cm, Ringbindung, Alter: ab 3 | **ISBN 978-3-8080-0644-3** | **Bestell-Nr. 3651** | **19,80 Euro**

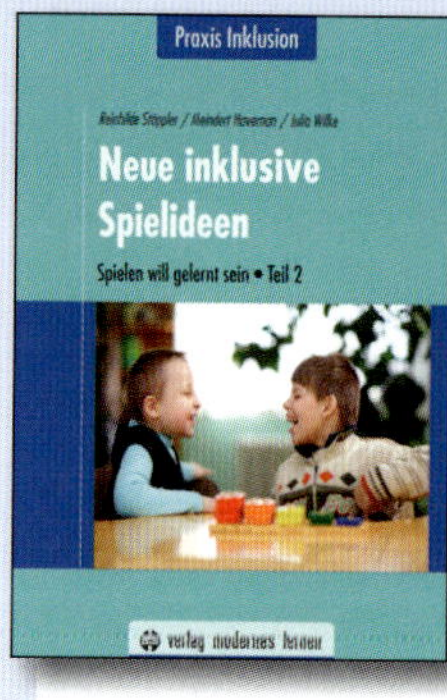

Reinhilde Stöppler / Meindert Haveman / Julia Wilke

Neue inklusive Spielideen

Spielen will gelernt sein - Teil 2

„Schön finde ich an den Spiel-Modifikationen, dass nicht nur Kinder mit Förderbedarf zum Spiel dazugenommen werden können, sondern auch jüngere Kinder oder ältere Menschen. Jeder, der mit normalen Gesellschaftsspielen überfordert ist, ob aus körperlichen oder kognitiven Gründen, kann mit Hilfe von oft kleinen Veränderungen am Spiel doch daran teilnehmen. Hier sehe ich auch den Hauptwert dieses Buches: Man bekommt bei der Lektüre Ideen und Mut, bereits bestehende Spiele zu verändern und an die eigene Gruppe anzupassen." Stefanie Ganzevoort, Theraplay

„Eine interessante Sammlung von Spielen für den Einsatz mit geistig behinderten Kindern, Jugendlichen und Erwachsenen und in inklusiven Gruppen." Scharmann, ekz.bibliotheksservice

„Dieser Folgeband von ‚Spielen will gelernt sein' ist ein beeindruckend aufbereiteter Band mit einer ungewöhnlichen breiten Darstellung von Spielideen, die inklusive eingebracht werden können, und zwar nicht nur für Menschen mit einer Behinderung, sondern für ganz unterschiedliche Zielgruppen in ganz unterschiedlichen Altersstufen." Detlef Rüsch

184 S., farbige Abb., Format 16x23cm, Ringbindung, Alter: 6–99
ISBN 978-3-8080-0749-5 | **Bestell-Nr. 3653** | **19,95 Euro**

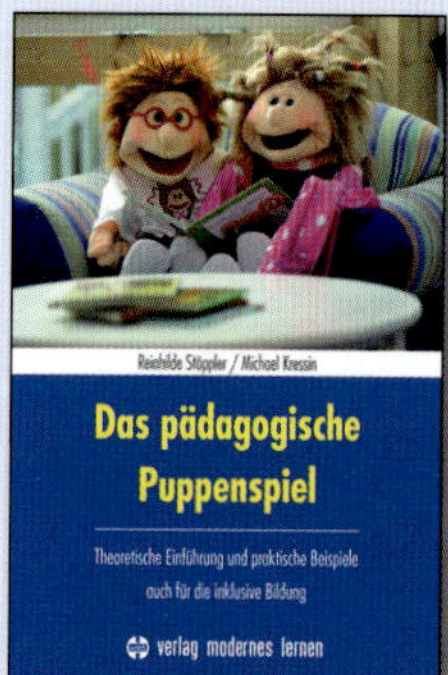

Reinhilde Stöppler / Michael Kressin

Das pädagogische Puppenspiel

Theoretische Einführung und praktische Beispiele – auch für die inklusive Bildung

„Neben der theoretischen Einführung liefert der Praxisteil das notwendige Rüstzeug für den Umgang mit Klappmaulfiguren wie Handführung, Gestik, Stimme des Spielers usw. Konkrete Rollenspiele für die Puppen folgen. Eine gelungene Zusammenstellung, die hervorragend nicht nur im inklusiven Unterricht eingesetzt werden kann, sondern darüber hinaus spielpädagogische Ansätze im Jugend-, Erwachsenen- und Seniorenbereich liefert."

ekz.bibliotheksservice.de

„Begeistert halte ich das frisch erschienene Buch in den Händen. ... Zwar will das Buch besonders einen Beitrag zur Bildung und Förderung im inklusiven Unterricht leisten. Ich kann mir aber sehr gut vorstellen, dass viele spielerisch interessierte Eltern und Großeltern aus ihm auch nützliche Anregungen für das Spiel mit den eigenen Kindern und Enkelkindern erhalten." Dr. Dr. med. Herbert Mück, amazon.de

„Ich kann das Buch in Kitas allen Pädagogen weiterempfehlen, die sich neben anderen Büchern zu diesem Thema weiterbilden wollen, bzw. kleine Ideenspritzen für das Puppenspiel suchen."

Daniela Pfaffenberger, kigaportal.com

208 S., farbige Abb., Format 16x23cm, br, Alter: 0–99
ISBN 978-3-8080-0783-9 | **Bestell-Nr. 3860** | **19,95 Euro**

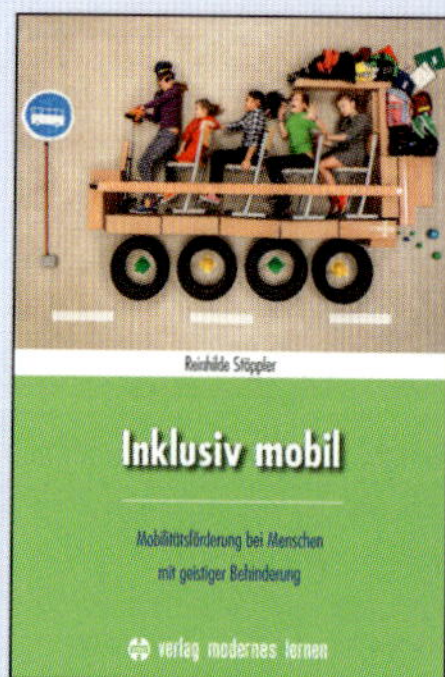

Reinhilde Stöppler

Inklusiv mobil

Mobilitätsförderung bei Menschen mit geistiger Behinderung

Mobilität führt zur Erweiterung unseres Aktionsradius, zur aktiven Auseinandersetzung mit der Umwelt, eröffnet Wahlmöglichkeiten, z.B. bei der Freizeitgestaltung und dient der Aufnahme und Aufrechterhaltung von sozialen Kontakten. Für Menschen mit Behinderungen ist Mobilität aber oftmals mit unüberwindbaren Problemen verbunden, weil Barrieren unterschiedlicher Art und Ausprägung vorhanden sind. Gründe dafür können zum einen in der meist nicht barrierefreien Gestaltung der Verkehrswelt liegen, zum anderen in der nicht ausreichend erfolgten Mobilitätsförderung. Dieses Buch zeigt sowohl theoretische Aspekte, als auch vielfältige praktische Anregungen, Übungen und Projekte auf, wie Menschen mit geistiger Behinderung, auch in inklusiven Settings, Schritt für Schritt auf eine sichere und selbstbestimmte Teilnahme am Straßenverkehr vorbereitet werden können.

„Ich empfehle daher ‚Inklusiv mobil' allen PädagogInnen sowie allen Lehrkräften, die eine theoretische Grundlegung suchen für die Förderung des Erwerbs von Mobilitätskompetenzen im Elementarbereich und in der Schule sowie darauf abgestimmte geeignete und motivierende Übungsformen und Projekte." Ingeborg Thümmel, Teilhabe

160 S., farbige Abb., Format 16x23cm, br, Alter: ab 7
ISBN 978-3-8080-0782-2 | **Bestell-Nr. 3859** | **19,95 Euro**

213/10-21

verlag modernes lernen

Schleefstraße 14, D-44287 Dortmund
Telefon 02 31 12 80 08, Fax 02 31 12 56 40
E-Mail: info@verlag-modernes-lernen.de
Leseproben und Bestellen im Internet: www.verlag-modernes-lernen.de

TEACCH und Autismus-Spektrum-Störungen

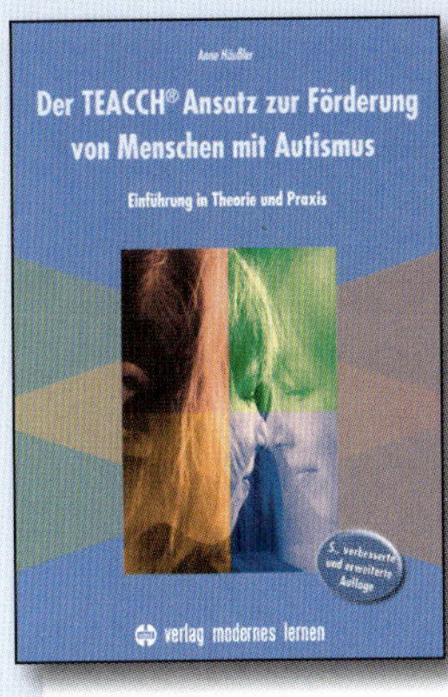

Anne Häußler

Der TEACCH Ansatz zur Förderung von Menschen mit Autismus

Einführung in Theorie und Praxis

Die Autorin beleuchtet die theoretischen Grundlagen, gibt aber auch der praktischen Umsetzung viel Raum. Informationen zur Entstehung des TEACCH Ansatzes und seiner wissenschaftlichen Evidenz sind ebenso Thema wie die Diskussion zu dessen Übertragbarkeit auf die Situation in Deutschland. Der Schwerpunkt liegt jedoch auf dem praxisbezogenen Teil. Diese fünfte, erweiterte und verbesserte Auflage greift aktuelle Entwicklungen in Bezug auf das TEACCH® Autism Program in North Carolina auf und berücksichtigt neueste Studien und Diskussionen zur wissenschaftlichen Fundierung des TEACCH Ansatzes. Ihre besondere Aktualität gewinnt diese Veröffentlichung durch die Auseinandersetzung der Autorin mit vielen Fragen, die ihr in Seminaren und Beratungsgesprächen begegnen. Bei der Überarbeitung des praktischen Teils wurden daher wichtige Aspekte und Inhalte ergänzt, die sich durch Seminardiskussionen sowie Gespräche der Autorin mit ihrer Leserschaft als wesentlich erwiesen haben.

5., verbesserte und erweiterte Auflage, 232 S. (zahlreiche Arbeitsblätter als Kopiervorlagen), farbige Abb., Format 21x28cm, Ringbindung

ISBN 978-3-8080-0771-6 | Bestell-Nr. 1281 | 24,95 Euro

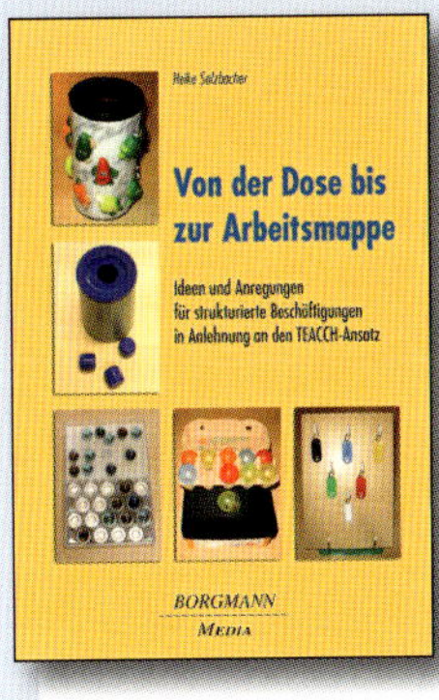

Heike Solzbacher

Von der Dose bis zur Arbeitsmappe

Ideen und Anregungen für strukturierte Beschäftigungen in Anlehnung an den TEACCH-Ansatz

„Durch die vielen Abbildungen und Fotos lassen sich sämtliche Ideen sehr gut nacharbeiten. Das notwendige Material dürfte in jeder Kita vorhanden sein. Auch für entwicklungsverzögerte oder besonders junge Kinder (ab 2 Jahre) finden sich in dem Buch Anregungen, die sich problemlos in die tägliche Praxis umsetzen lassen. Fazit: Das Buch bietet praxisgerechte Hinweise, um den Alltag von entwicklungsverzögerten Kindern zu strukturieren und ihre Selbständigkeit zu fördern." Marianne Broglie, skg-forum

„Lesen und direkt loslegen – Das Buch ist keine weitere ausführliche theoretische Abhandlung, sondern erfreulich kurz, prägnant und anwenderbezogen. Es ermutigt den Leser durch die zahlreichen Abbildungen direkt zum Loslegen." Bianka Kuhls, ergopraxis

„Alles in allem ein beeindruckend vielfältiges, animierendes und motivierendes Buch, das vielen Menschen helfen wird, anderen Menschen mit Beeinträchtigungen angemessene Förderhilfen zu schenken." Detlef Rüsch, amazon.de

4. Auflage, 84 S., farbige Abb., Format 16x23cm, Ringbindung, Alter: 2–6

ISBN 978-3-938187-63-0 | Bestell-Nr. 9410 | 15,30 Euro

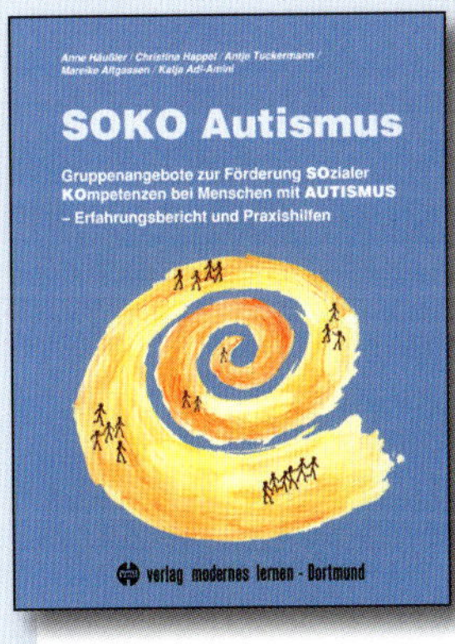

Anne Häußler et al.

SOKO Autismus

Gruppenangebote zur Förderung SOzialer KOmpetenzen bei Menschen mit Autismus – Erfahrungsbericht und Praxishilfen

Das Buch enthält eine Fülle von Ideen zur Gestaltung von Gruppenangeboten sowie praktische Anregungen für die inhaltliche Arbeit. Neben grundlegenden Informationen über soziale und kommunikative Schwierigkeiten bei Menschen mit Autismus und einer Darstellung des Konzeptes der SOKO-Gruppen stellen die Autorinnen eine SOKO-Gruppe für Kinder und eine für Erwachsene mit Autismus/Asperger Syndrom vor. Der Schwerpunkt liegt hierbei auf der Beschreibung der eingesetzten Strategien, Hilfen und Aktivitäten, die in der konkreten Arbeit mit den Kindern bzw. Erwachsenen entwickelt wurden.

Somit handelt es sich bei diesem Buch sowohl um einen Erfahrungsbericht, als auch um eine umfangreiche Ideen- und Materialsammlung. Der Hauptteil besteht aus Spielbeschreibungen (mit Fotos), Arbeitsblättern (Kopiervorlagen) und Übungsanleitungen.

4., unveränderte Auflage, 256 S. (davon 100 S. Arbeitsblätter), Format 21x28cm, Ringbindung

ISBN 978-3-8080-0525-5 | Bestell-Nr. 1211 | 24,60 Euro

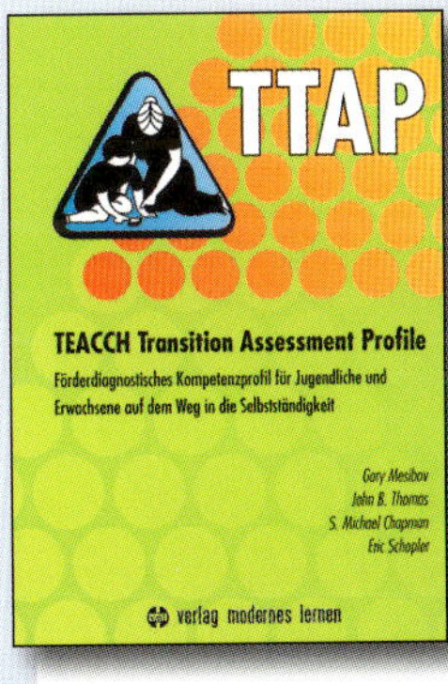

Gary Mesibov et al.

TTAP – TEACCH Transition Assessment Profile

Förderdiagnostisches Kompetenzprofil für Jugendliche und Erwachsene auf dem Weg in die Selbstständigkeit

Das TTAP umfasst neben Aufgaben und Verhaltensbeobachtungen in einer direkten Testsituation auch zwei strukturierte Interviews, mit denen Informationen aus den Lebensbereichen Wohnen und Schule/Arbeit erhoben werden. Dies ermöglicht einen systematischen Vergleich von Fähigkeitsprofilen und hilft, die bei Autismus typischen Generalisierungsschwierigkeiten aufzudecken. Es werden Kompetenzen in sechs Funktionsbereichen und Fähigkeitsansätze erhoben, die für eine erfolgreiche Eingliederung in Beruf und Gesellschaft wesentlich sind: Berufliche Fertigkeiten, Eigenständigkeit, Kompetenzen zur Freizeitgestaltung, Arbeitsverhalten, Funktionale Kommunikation und zwischenmenschliches Verhalten. Ein kumulatives Fähigkeitsinventar (über einen Zeitraum von zwei bis drei Jahren), ermöglicht die systematische Erfassung spezieller, auf die jeweilige Person bezogener Kompetenzen, so dass ein umfassendes Portfolio entsteht, das die individuellen Fähigkeiten abbildet.

256 S., Beigabe: 104 Formulare zusätzlich als Download, Format 21x28cm, Ringbindung, Alter: ab 14

ISBN 978-3-8080-0787-7 | Bestell-Nr. 1268 | 26,95 Euro

209/10-21

verlag modernes lernen

Schleefstraße 14, D-44287 Dortmund
Telefon 02 31 12 80 08, Fax 02 31 12 56 40
E-Mail: info@verlag-modernes-lernen.de
Leseproben und Bestellen im Internet: www.verlag-modernes-lernen.de

Diagnostik und Förderung in Bewegung!

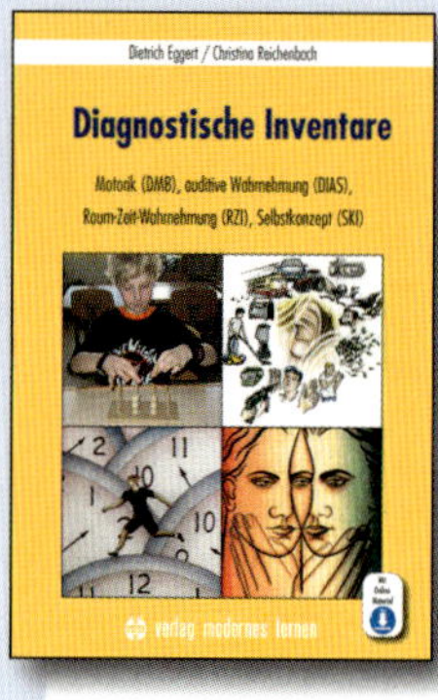

Dietrich Eggert / Christina Reichenbach

Diagnostische Inventare

Motorik (DMB), auditive Wahrnehmung (DIAS), Raum-Zeit-Wahrnehmung (RZI), Selbstkonzept (SKI)

4 klassische Inventare in komprimierter Form mit umfangreichem Download-Material: Dieser Praxisband führt in die Arbeit mit den Diagnostischen Inventaren ein, die sich besonders für eine Diagnostik im (heil-) pädagogischen Alltag eignen. Die bewährten Inventare • Diagnostisches Inventar motorischer Basiskompetenzen (DMB) • Diagnostisches Inventar auditiver Alltagshandlungen (DIAS) • Raum-Zeit-Inventar (RZI) sowie • Selbstkonzeptinventar (SKI) werden in diesem Handbuch komprimiert und übersichtlich dargestellt, um Praktikern in nur einem Band eine Vielfalt diagnostischer Möglichkeiten an die Hand zu geben. Das Handbuch bietet zu jedem Inventar die theoriegeleiteten Bezüge und Modelle sowie jeweils eine Sammlung von Kernaufgaben. Im dazugehörigen Download befinden sich weitere zahlreiche Aufgaben und „Diagnostische Menüs" für die Praxis. Inhalte pro Inventar und damit Fokus der Diagnostik sind jeweils: • Beschreibung des Entwicklungsbereichs • Bedeutung für die Entwicklung • Definitionsansätze • Handlungsmodell • Kernaufgaben • Studien • Weitere diagnostische Verfahren • Weitere Fördermöglichkeiten

320 S., farbige Abb., Beigabe: umfangreiches Zusatz-Material als Download, Format 16x23cm, Klappenbroschur, Alter: ab 4

ISBN 978-3-8080-0865-2 | Bestell-Nr. 1313 | 39,80 Euro

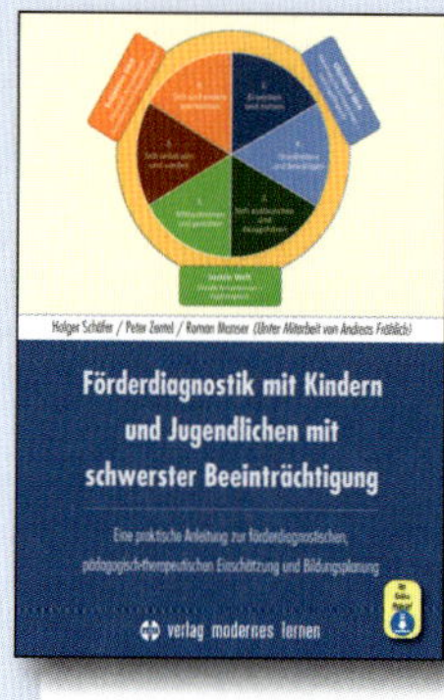

NEU

Holger Schäfer / Peter Zentel / Roman Manser
Mitarbeit: Andreas Fröhlich

Förderdiagnostik mit Kindern und Jugendlichen mit schwerster Beeinträchtigung

Eine praktische Anleitung zur förderdiagnostischen, pädagogisch-therapeutischen Einschätzung und Bildungsplanung

Die Autoren möchten den Kolleginnen und Kollegen in der Praxis (in der Frühförderung und Kindertageseinrichtungen wie auch in Schulen, ggf. auch in Tagesförderstätten) eine konkrete Hilfestellung im Beobachtungsprozess geben. Die differenzierten Fragen in kleinsten Schritten und der gemeinsame, dialogische Blick auf die Antworten gemeinsam mit Eltern und Pädagogen/Therapeuten verdeutlichen sehr schnell die zahlreichen (ganz individuellen) Facetten, in denen diese Kinder und Jugendlichen Stärken und Potenziale, aber auch Wünsche und Bedürfnisse (Hilfebedarfe) mitbringen. Durch die klare Struktur der Beobachtungshilfen sowie die bewusst einfache Notation dieses Leitfadens wird es möglich, für jedes einzelne Kind seine vorhandenen, sich entwickelnden Kompetenzen aufzuspüren und daraus zusammen mit den Eltern oder den wichtigsten Bezugspersonen eine Förderplanung (ausgerichtet an Stärken und Zielen) zu entwickeln. Zusätzlich werden die für den Personenkreis ganz zentralen (basal-elementaren) Bereiche Aufmerksamkeit, Essen & Trinken, Pflege sowie Kommunikation (auch mit neuen Fragen) gesondert ausgewiesen, um unmittelbare Erkenntnisse zu entsprechenden Förderbereichen identifizieren bzw. auch hierzu spezifische Angebote (auch kooperativ bspw. mit Ergotherapie oder Physiotherapie) planen zu können.

Juli 2022, 192 Seiten, farbige Abb., Beigabe: Formulare als Download, Format DIN A4, Ringbindung

ISBN 978-3-8080-0873-7 | Bestell-Nr. 3659 | 29,95 Euro

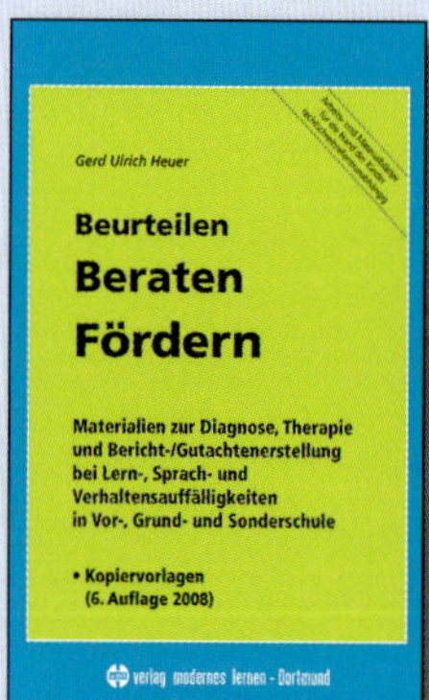

Gerd Ulrich Heuer

Beurteilen – Beraten – Fördern

Materialien zur Diagnose, Therapie und Bericht-/Gutachtenerstellung bei Lern-, Sprach- und Verhaltensauffälligkeiten in Vor-, Grund- und Sonderschule

„Der Ordner von Heuer enthält Informationen zur Handhabung und eine faszinierende Zusammenstellung von Beobachtungen/Fragestellungen zu Lebensumwelt und Persönlichkeitsentwicklung des Kindes, Beschreibung seiner Fähig- und Fertigkeiten, das Ganze mit einem überaus wertvollen Material, das für diagnostische und förderliche Situationen gleichermaßen benutzt werden kann. Genauer gesagt: ein Teil dieser Seiten enthält noch einmal die Anleitung zu intensiver Bastel- und Aufnahmetätigkeit (u.a. Anfertigen von Tonbeispielen von Klängen/Geräuschen). Weitere Stärken: Der Entwicklungsverlauf, Entwicklungsziele und Lösungsmöglichkeiten aus der Sicht des Kindes, der Eltern/des Vaters/der Mutter/der Erziehungsberechtigten, der Lehrkräfte/ErzieherInnen, aus der Sicht anderer Sachverständiger. So konsequent durchgehalten ist systemisches Denken selten erfolgt und in Anamnese umgesetzt worden!" Sprachrohr, FiL

6. Auflage, 280 S., Groß-Format DIN A4, im Ordner

ISBN 978-3-8080-0534-7 | Bestell-Nr. 1177 | 40,00 Euro

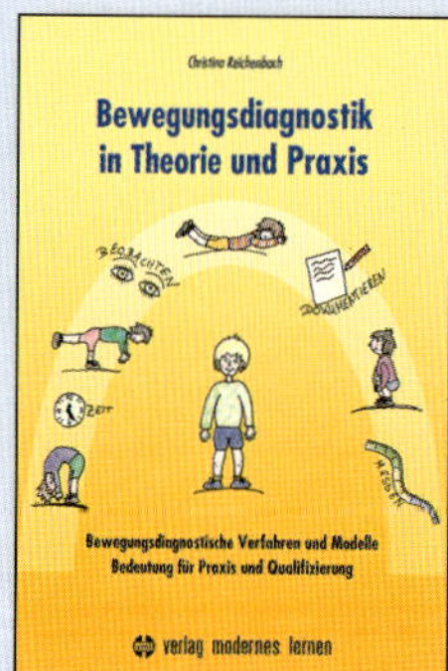

Christina Reichenbach

Bewegungsdiagnostik in Theorie und Praxis

Bewegungsdiagnostische Verfahren und Modelle – Bedeutung für Praxis und Qualifizierung

In diesem Buch werden verschiedene bewegungsdiagnostische Verfahren und ihre Inhalte vorgestellt. Dabei wird auf Ziele, entwicklungstheoretische Annahmen sowie die Praxisrelevanz der jeweiligen Verfahren eingegangen. Der diagnostisch arbeitende Praktiker erhält grundlegendes Wissen für den Bereich Bewegungsdiagnostik sowie Hilfe zur Erstellung eines eigenen bewegungsdiagnostischen Konzepts. Der theoretisch interessierte Leser wird durch die theoriegeleitete Auseinandersetzung mit bewegungsdiagnostischen Verfahren sowie grundlegenden Fragen zur Qualifizierung im Lernfeld Bewegungsdiagnostik, zum Beispiel durch differenziert aufgeführte methodisch-didaktische Hinweise, angesprochen.

2., verbesserte Auflage, 240 S., Format 16x23cm, br

ISBN 978-3-8080-0743-3 | Bestell-Nr. 9378 | 19,95 Euro

028/10-21

verlag modernes lernen

Schleefstraße 14, D-44287 Dortmund
Telefon 02 31 12 80 08, Fax 02 31 12 56 40
E-Mail: info@verlag-modernes-lernen.de
Leseproben und Bestellen im Internet: www.verlag-modernes-lernen.de